Docteur Louis CAYLA

ESSAI

SUR

L'EMPLOI DU COLLARGOL

DANS LE

TRAITEMENT DE LA VARIOLE

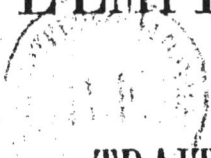

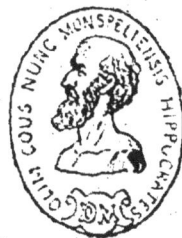

ESSAI

SUR

L'EMPLOI DU COLLARGOL

DANS LE

TRAITEMENT DE LA VARIOLE

PAR

Louis CAYLA

DOCTEUR EN MÉDECINE

Ancien interne des Hôpitaux de Nimes et de la Maternité du Gard (Concours 1902
Médaille d'Honneur des Epidémies (1901)

—————— ⚬⚬⚬⚬⚬ ——————

MONTPELLIER

IMPRIMERIE DELORD-BOEHM et MARTIAL

Editeurs du Montpellier Médical
Imprimeurs du Bulletin de Pharmacie du Sud-Est

———

1904

A MA FIANCÉE

L. CAYLA.

A MES PARENTS

A MES AMIS

DE NIMES ET DE MONTPELLIER

L. CAYLA.

A MES MAITRES

DE LA FACULTÉ DE MÉDECINE DE MONTPELLIER

A MES MAITRES

DE L'HOTEL-DIEU DE NIMES

MM. LAFON, DUBUJADOUX, DE PARADES, MAZEL
LASSALE, CROUZET, GUICHARD, GILIS, REBOUL, GAUCH
BÉCHARD, DELAMARRE, OLIVIER DE SARDAN

L. CAYLA.

A MON PRÉSIDENT DE THÈSE

MONSIEUR LE PROFESSEUR CARRIEU

L. CAYLA.

ESSAI

SUR

L'EMPLOI DU COLLARGOL

DANS LE

TRAITEMENT DE LA VARIOLE

INTRODUCTION

Une épidémie de variole débutait à Nimes au mois de février 1903, durant notre stage comme interne, dans le service des contagieux.

Sous l'influence d'idées qui étaient à ce moment très répandues et que nous exposerons plus loin, tous les cas furent traités systématiquement par le collargol.

Sous l'inspiration, et suivant les conseils de M. Lafon, médecin de l'Hôtel-Dieu, alors notre chef de service, nous étudiâmes l'action de ce nouveau médicament sur cette maladie.

Notre stage étant terminé, les internes qui se succédèrent dans le service jusqu'au mois de janvier 1904 voulurent bien continuer à prendre les observations de variole et contribuer ainsi, pour leur part, à l'étude de ce médicament.

Qu'il nous soit permis de remercier ici, d'une façon toute particulière, nos camarades d'internat, dont les observations inédites forment le fond de notre travail.

Les observations que nous-même avions recueillies ont déjà été publiées pour la plupart dans la thèse de M. le docteur Blanc : *Contribution à l'étude du collargol* (Montpellier, avril 1903). Nous les reproduirons dans leur intégrité, autant pour en revendiquer la paternité que pour en rétablir le caractère primitif.

Nous avons pris 25 observations parmi celles que nous avions à notre disposition. Il nous semble qu'elles montrent suffisamment les effets du collargol dans les différents cas, et nous ne nous exposerons pas à des redites sans aucun intérêt.

Notre intention n'est pas de faire ici le procès du collargol. Ce serait une œuvre de trop longue haleine; car, médicament merveilleux entre les mains d'un praticien, il est sans résultats dans d'autres mains, et pour des cas parfois semblables en apparence

Nous nous bornerons simplement dans notre travail à étudier les effets cliniques de ce médicament sur une maladie déterminée : la variole.

Nous exposerons donc dans cette thèse :

1° Les raisons qui nous ont conduit à employer le collargol dans le traitement de la variole ;

2° Nos observations ;

3° Les réflexions que la comparaison de ces observations avec une observation type nous a suggérées ;

4° Notre posologie et les diverses formes pharmaceutiques sous lesquelles nous avons donné le collargol ;

5° Les résultats obtenus par le collargol comparés à ceux des différentes méthodes employées aujourd'hui dans le traitement de la variole.

CHAPITRE PREMIER

Il y eut vers la fin de l'année 1902, et pendant les premiers mois de 1903, sous l'influence de la publication de résultats encourageants obtenus grâce au collargol, un véritable engouement pour ce nouveau médicament.

Les résultats publiés étaient merveilleux Ils présentaient tous ce caractère particulier très important que, toutes les maladies traitées avec bonheur par le collargol étaient des infections localisées sur des organes divers. C'étaient des pneumonies, des endocardites infectieuses, des fièvres typhoïdes, des méningites cérébro-spinales, des diphtéries.

Netter s'était fait, en France, le défenseur et le propagateur de ce précieux médicament.

En présence de ces résultats. on pouvait se demander, avec juste raison, si les observateurs étaient de bonne foi, ou si la thérapeutique venait de s'enrichir d'un médicament spécifique des états infectieux.

Le premier point ne pouvait être mis en doute L'autorité des médecins qui avaient observé les cas, leur réputation scientifique, faisaient un devoir, tout au moins de contrôler leurs affirmations, mais non de les rejeter sans examen préalable.

Pour ce qui était du profit apporté par ce nouveau corps, la clinique seule pouvait décider. Elle en fit l'étude et l'on éprouva un véritable désenchantement.

Le collargol échouait entre les mêmes mains, dans des

cas en apparence indentiques à d'autres, dans lesquels il avait donné d'excellents résultats.

Il aurait peut-être fallu attribuer beaucoup de ces mécomptes au manuel opératoire qui n'avait pas toujours été rigoureusement suivi, ou aux préparations altérées par le grand air ou leur ancienneté. Toujours est-il que bon nombre de médecins, devant ces insuccès nièrent toute action au collargol, et ce médicament, la veille porté aux nues, était le lendemain, condamné à l'oubli.

Nous n'avions, à ce moment-là, que peu de renseignements sur le collargol. On n'enregistrait encore que les victoires du nouveau médicament et tous les travaux qui, dans la suite, vinrent démontrer l'inefficacité de ce composé dans des maladies où il avait fait merveille au début ne nous étaient pas connus.

Il est donc intéressant de dire les raisons qui nous firent, dès le mois de février 1903, employer le collargol dans le traitement de la variole. Le collargol était, nous le savions, un état allotropique de l'argent métallique, de l'argent colloïdal, directement assimilable par l'organisme.

Ce composé avait été découvert par un Américain, M. Carey-Léa, et importé en Europe par Crédé, qui en avait étudié les diverses propriétés.

Au mois d'avril 1903, parut à Montpellier la thèse de M. le docteur Blanc : *Contribution à l'étude du collargol.* Dans ce travail, M. Blanc résumait tout ce qui avait été dit sur le collargol, rapportait les diverses observations des médecins français ou étrangers et concluait que, contrairement aux affirmations de ces différents auteurs et par suite de l'étude d'autres cas qui avaient été soumis à sa critique, le collargol avait, dans la majorité des cas, exercé une action bien effacée.

Cette thèse, qui paraissait en avril et renfermait plusieurs de nos observations sur des cas de variole, ne nous parut pas cependant concluante, au moins pour ce qui regardait nos observations, et nous résolûmes de continuer, comme par le passé, à soigner nos varioleux par le Collargol.

Nous étions, en effet, poussé vers l'emploi de ce traitement par des motifs qui nous paraissaient raisonnables. Nous savions que le collargol était un composé organique de l'argent et connaissions les pouvoirs antiseptiques ou tout au moins empêchants de ce métal.

Les travaux de Baldoni, de Brumer et de Cohn, rapportés dans la *Presse Médicale* n° 12, 1903, par MM. Netter et Salomon, prouvent cette action empêchante qui, si elle est beaucoup moins considérable que celle d'autres antiseptiques, le sublimé, par exemple, n'en est pas moins assez marquée.

Nous étions de plus en présence d'un composé organique qui possédait le grand avantage de pouvoir être introduit dans le courant circulatoire sans aucun danger. Aucun des auteurs, en effet, qui avaient jusque-là employé le collargol n'avait signalé aucun accident causé par l'emploi de ce médicament. Nous nous servîmes donc du collargol dans le traitement de la variole, par suite de l'idée que ce médicament pourrait combattre ou tout au moins prévenir dans une certaine mesure les accidents septicémiques de la période de suppuration. Nous allions employer ce médicament, non, comme un agent destiné à combattre une infection déterminée, mais plutôt comme un moyen prophylactique destiné à empêcher des accidents que nous savions devoir fatalement survenir.

Dans toutes les expériences antérieures, il s'était agi, au contraire, de maladies nettement définies, contre lesquelles on faisait agir un médicament donné. C'est ce qui faisait dire à M. Blanc, dans sa thèse, page 59, alors qu'il se demandait si l'on devait invoquer l'action empêchante de l'argent colloïdal pour expliquer l'action du médicament dans les cas soumis à sa critique : «Ce n'est pas elle qui a été mise à contribution, dans les nombreuses observations que nous avons citées. Dans toutes, en effet, l'infection était bien établie, et on songeait moins à faire de la prophylaxie qu'à enrayer la virulence du microbe et sa multiplication. »

Dans notre cas, les rôles étaient changés.

Nous donnions le collargol non comme agent spécifique d'un état déterminé, mais à titre d'agent prophylactique et empêchant.

Quant au mécanisme suivant lequel, d'après nous, devait agir le collargol, nous l'ignorions absolument et ne savons pas aujourd'hui s'il a été expliqué d'une manière satisfaisante.

L'épidémie de variole, qui commençait à Nimes vers la fin de février, venait du dehors. Malgré toutes les recherches auxquelles nous nous livrâmes auprès de nos malades, il nous fut impossible de découvrir son origine véritable. Les premiers malades atteints dirent qu'ils avaient fait un voyage pour leurs affaires peu de jours auparavant, mais les endroits qu'ils désignaient, étaient souvent diamétralement opposés. Le fléau atteignit surtout les femmes et les enfants. Les hommes furent frappés en moins grand nombre et les formes de la maladie furent généralement assez bénignes. La revaccination est la seule raison qui puisse nous expliquer cette particularité. Presque tous nos malades avaient été revaccinés, soit au service militaire, soit dans les administrations publiques où ils étaient employés. La plupart des femmes, au contraire, n'avaient jamais été vaccinées, ou ne l'avaient été que très jeunes. Depuis, elles avaient négligé de le refaire, soit par préjugé, ignorance ou pusillanimité.

Une fois déclarée, l'épidémie fut entretenue par l'incurie

coupable des malades eux-mêmes, qui restaient chez eux dans les cas bénins, n'en étant pas moins un agent de contamination pour le voisinage. Les mères gardaient leurs enfants et n'avouaient leur maladie que souvent trop tard.

Du mois de février 1903 au mois de janvier 1904, il y eut 239 varioleux soignés à l'Hôtel-Dieu. Puis la variole alla en décroissant, mais au mois d'avril. on compte encore quelques cas, soit à l'hôpital, soit dans la clientèle privée.

CHAPITRE II

OBSERVATIONS

OBSERVATION PREMIÈRE
(Personnelle.)

Le 27 février 1903. Nancy Ch., 32 ans, ménagère, entre au pavillon d'isolement.

Il y a 5 jours, le 23, elle a été prise subitement de nausées suivies de vomissements, de rachialgie violente et a vu ses règles avancer de 15 jours.

Le mardi 24, elle constate une éruption de boutons sur le cou, et déclare avoir ressenti de la douleur à la gorge, mais sans dysphalgie.

A son arrivée, la malade est somnolente, répond difficilement. Tous les appareils sont bons : sauf une constipation opiniâtre. Jamais vaccinée. On constate sur tout le corps de petites saillies, réunies par deux ou trois, ou agglomérées en larges plaques noirâtres.

Au pli de l'aine existe un érythème très accusé, rouge brun, occupant également une partie du bas-ventre. On retrouve les petites saillies sur cet érythème.

T. 40. p. 120.

Le 28, la malade est dans le coma. Les pustules, à sommet ombiliqué, sont entourées d'une auréole sombre.

Potion éthéro-opiacée. Lait et bouillon.

Rien de particulier jusqu'au 2 mars, où, en voyant la coloration rouge noirâtre des pustules, on donne une potion au chlorure de calcium et on fait une application de collargol, 3 gr., en friction sur l'aine.

T. : m., 37,6 ; s., 37,9.

4 mars, la malade est sortie de son coma et répond aux questions qu'on lui pose.

L'érythème des aines a totalement disparu, et les pustules, qui étaient assez nombreuses en ces endroits, se sont effacées;

Beaucoup de pustules ont avorté, d'autres se rompent le soir et causent une ascension thermique;

Sibilants et ronflants; cœur bon ; la malade va du corps par lavements;

T. : m., 37,8; s., 38,6.

5. L'avortement des pustules se généralise. La suppuration s'arrête. On met du collargol en friction sur la figure, qui présente un aspect parcheminé. La malade tousse un peu, mais se sent bien.

T. : m , 37,7; s , 37, 7.

6. Même état. On note une légère desquamation sur les membres inférieurs.

T. : m., 37,6; s., 38,1.

7. La malade est angoissée, et se plaint de son isolement.

Les pustules sont devenues des papules ressemblant comme coloration à une tache de rousseur, recouverte de petites squames brillantes.

8. La malade est très abattue : dans le coma et en proie à une dyspnée intense. A l'auscultation, foyer de bronche, pneumonie à droite. Suppression de la liqueur éthéro-opiacée et son remplacement par une potion stimulante.

T. : m., 39,1 ; s., 40,2. P. 160.

La malade meurt avec tous les symptômes de l'œdème pulmonaire.

Observation II

(Personnelle.)

9 mars. Entre au pavillon le nommé Victorin C..., âgé de 4 ans 1/2.

La famille ne fournit aucun renseignement, sinon que l'enfant était souffrant depuis quelques jours et qu'il a présenté une éruption de boutons le vendredi 6 mars. L'enfant n'a jamais été vacciné.

A l'examen, nous constatons sur tout le corps, mais en particulier à la face, des phlyctènes confluentes, plus grosses aux mains et aux jambes, sans zone indurée ni inflammatoire très marquée, mais très prurigineuses.

Potion à l'acétate d'ammoniaque ; gargarismes ; collargol, 2 grammes en friction sur la figure.

11. Les pustules sont confluentes à la face, dures au toucher, ombiliquées.

Là où on a passé le collargol, elles se sont affaissées comme si le liquide s'était résorbé.

Beaucoup saignent et suppurent, l'enfant se grattant continuellement.

Les pustules sont entourées d'un liseré rose pâle très mince.

La figure et les paupières sont œdématiées ; les mains gonflées et douloureuses.

Le malade éprouve un peu de dyspnée et tousse un peu.

Il est très abattu. Les selles sont abondantes et noirâtres.

13. Après une bonne journée, on constate des signes de congestion pulmonaire à gauche, et la mort survient dans la nuit avec les mêmes phénomènes asphyxiques que ceux relevés dans l'observation précédente.

Observation III

(Personnelle.)

Félicie G..., ménagère, 51 ans, entre le 9 mars.

On ne relève rien dans ses antécédents personnels ou héréditaires.

Elle a été vaccinée une fois à l'âge de 1 an.

Elle est fatiguée depuis six jours. Céphalée ; rachialgie ; courbature générale ; vomissements.

Elle raconte qu'elle passa trois jours couchée, avec des frissons.

Le quatrième jour, elle se sentait bien et se disposait à se lever quand, passant la main sur sa figure, elle eut la sensation de boutons petits et nombreux. Elle en aperçut également sur le corps. Ces boutons la démangeaient, mais étaient indolores à la pression.

Nous constatons des boutons d'un aspect phlycténulaire, peu nombreux sur la figure, à base indurée et surélevée, entourés d'une aréole rosée.

Sur la poitrine et l'abdomen, d'autres boutons semblables à ceux-là, ainsi que beaucoup de points ecchymotiques.

L'éruption, très peu marquée à la face externe des cuisses, l'est beaucoup plus à la face interne.

Rien à la poitrine ou au cœur ; constipation.

La malade est en moiteur.

Potion tonique ; collargol en friction, 3 gr.; gargarisme mentholé ; lait, bouillon.

T. 37,4. P. 100.

11. Les pustules, plus nombreuses, sont nettement ombiliquées dans le dos, bien distinctes les unes des autres, douces au toucher. Celles de la face contiennent un liquide blan-

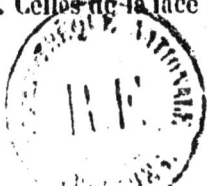

2

châtre ; elles sont entourées d'une aréole franchement rouge, et donnent au toucher la sensation d'une surface recouverte de miel ; ne sont pas douloureuses au toucher et aucune ne s'est rompue.

Il n'y a pas de salivation ni de douleurs dans les membres.

La malade, toujours en moiteur, est allée du corps en abondance.

Les urines sont abondantes.

On supprime le collargol.

T. : m., 38,1 ; s. 38,6. P. 104.

12. Les pustules de la face sont rudes au toucher, larges, globuleuses, douloureuses, entourées d'une aréole rouge sombre.

Aux membres, leur ombilication est très marquée.

T. : m., 38,1 ; s. 38. P. 120.

13. Les pustules voisines des angles internes des yeux se sont rompues.

La malade accuse de la douleur dans les mains. Celles-ci sont œdématiées et douloureuses au toucher.

T. : m., 37,8 ; s. 37,7. P. 100.

14. Les pustules de la face sont ombiliquées. Beaucoup ont, en leur centre, une petite croûte noire et sont douloureuses

La douleur des mains est moindre qu'hier ; les sueurs abondantes.

La malade n'a plus sur sa langue la sensation de peaux qui était due à quelques pustules que nous y avions observées.

T. : m., 37,1 ; s. 37,1.

15. Sur la figure, presque toutes les pustules sont affaissées et couvertes de croûtes noirâtres. Quelques-unes sont encores purulentes ; d'autres, très rares, se sont rompues.

Sur les membres et le corps, les pustules, affaissées et

sèches, présentent une coloration rouge sombre et quelques squames.

La constipation persiste, ainsi que les sueurs. Il n'y a plus de douleurs aux mains, qui sont redevenues normales.

T. : m., 37,1 ; s., 37,5.

18. Les pustules sont complètement affaissées à la face, où elles présentent un aspect noirâtre, avec un liseré brun, très étroit. Quelques-unes, au front, ressemblent à des taches de psoriasis.

Les pustules existent encore aux mains et aux jambes.

La malade se sent bien, a de l'appétit, un sommeil bon, une légère diarrhée.

27. Tout a bien marché. La malade s'alimente. Elle prend un premier bain, mais y laisse peu de squames. Certaines pustules du bras sont recouvertes de croûtes jaunâtres en écailles d'huître. Des applications d'eau d'Alibour les font disparaître.

31. La malade prend un bain tous les deux jours. Les squames sont très abondantes. En aucun endroit du corps, on ne note de cicatrice gaufrée. Au contraire, sur la figure on constate la présence de papules d'une couleur rouge sombre, faisant un relief notable sur la peau.

2 avril. Nous notons la lenteur de la desquamation et la tendance des papules à s'effacer.

3. Les papules se sont complètement effacées sur les joues. Elles forment des macules réunies en petits placards d'une coloration rosée, mais ne faisant aucun relief et disparaissant à la pression. Aux mains, elles ont tout à fait l'aspect de syphilides.

La malade sort le 14 avril. Elle n'a d'autre reliquat de sa variole que des taches plus ou moins sombres ressemblant à des syphilides.

Observation IV

(Personnelle.)

27 mars, au matin. Madeleine R..., ménagère, 23 ans, en traitement salle Fontaines pour fracture des deux rotules, est admise d'urgence au pavillon.

Le 22, elle a été soudain prise de céphalée, de douleurs musculaires, sans rachialgie prononcée.

T. : m., 39,9 ; s., 40,9.

Le 25, la malade se sent mieux et son corps est couvert de boutons

27. L'éruption est généralisée. Les sueurs sont abondantes.

Rien d'anormal du côté des divers appareils, sauf de l'anorexie, un peu de constipation et de l'aménorrhée depuis deux mois. Elle n'a jamais été vaccinée.

Nous trouvons des papules acuminées, petites, disséminées, mais nombreuses, remplies d'un liquide lactescent, entourées d'une zone rose sombre peu prononcée, douces au toucher, indolores à la pression — sauf celles de la tête.

Potion tonique. Collargol en friction chaque 2 jours 3 gr., T.: m., 37 ; s., 37.

28. La malade est allée du corps avec un lavement : elle se sentirait très bien sans un peu de céphalée. La nuit a été un peu agitée, mais la malade sommeille l'après-midi.

Le soir, elle se plaint de ses mains, qui sont douloureuses.

Ses paupières sont un peu tuméfiées, et les papules de la face, légèrement ombiliquées, douces au toucher, renferment un liquide purulent.

Les avant-bras sont couverts de papules petites et disséminées, lactescentes, entourées d'une aréole sombre.

Au ventre et aux cuisses, les papules sont larges.

T. : m., 37,2 ; s., 37,5.

29. Toutes les papules sont devenues des pustules.

T. : m., 37,5 ; s , 38,7.

30. La malade éprouve une sensation de peaux dans la bouche, due à des pustules situées sur la langue et de chaque côté du frein.

A la face, les pustules sont aplaties, larges, purulentes, très prurigineuses, rugueuses, entourées d'une aréole rose.

Il y en a peu de purulentes aux mains. Elles le sont à la face interne des cuisses, où quelques-unes ont été rompues par la malade à cause du prurit qu'elles déterminent.

Les douleurs des mains sont plus vives ; celles-ci sont gonflées.

La malade ressent cependant de l'appétit et sue abondamment.

T. : m., 37,9 ; s., 38,4.

31. Les pustules grossissent et s'ombiliquent franchement.

T. : m., 37,3 ; s., 37,7.

1er avril Les pustules s'affaissent à la face, en prenant une coloration brunâtre. On y voit quelques squames furfuracées.

Aux cuisses, les pustules brunes, rudes, mais indolores au toucher, très prurigineuses.

La douleur des mains a presque entièrement disparu

Les paupières s'ouvrent facilement.

T. : m., 37 ; s., 37,3

2. Les pustules se sont affaissées. Leur contenu purulent ne s'aperçoit plus. On note une légère conjonctivite de l'œil gauche.

Aux membres supérieurs, les pustules sont affaissées, larges, comme recouvertes d'un papier huilé froissé. Le prurit a cessé. Il n'y a plus de douleurs à la pression des mains.

Il n'y a jamais eu d'odeur. — Les urines sont abondantes.

3. L'aspect huileux a disparu, il ne reste plus que des papules saillantes. La joue gauche est à peu près normale, sauf des papules rose sombre, indiquant l'ancienne place des pustules. Ces papules, sans aréole, sans pigmentation particulière de la peau, disparaissent à la pression.

La coloration de ces papules est plus prononcée sur la joue droite.

Aux mains, les pustules affaissées sont brunâtres : quelques-unes renferment encore du pus.

Aux membres inférieurs, ce sont des papules rouge vif, faisant très peu saillie sur la peau, larges, recouvertes pour la plupart d'une pellicule mince et luisante. La coloration disparaît à la pression.

La malade sort absolument guérie le 18 avril. Les seules traces consistent en légères taches, ressemblant assez exactement à de très pâles éphélides.

OBSERVATION V
(Personnelle.)

Julie R..., veilleuse à la salle Fontaines, entre au pavillon le 31 mars. Elle n'a d'autre antécédent pathologique que des règles très irrégulières. Depuis le 23, elle se plaignait de céphalée, de rachialgie avec une légère paraplégie — de courbature générale, de vomissements fréquents et de douleurs stomacales. Elle présentait en outre de l'anorexie, une constipation opiniâtre, et n'avait jamais été vaccinée.

Le 29, elle constata la présence de boutons.

Nous trouvons sur sa figure, au teint normalement très

coloré, des papules très nombreuses, légèrement saillantes, acuminées, à contenu lactescent, douces et indolores au toucher.

Aux bras, l'éruption, qui comprend des papules disséminées, lactescentes avec une légère aréole, est surtout bien visible à la face postérieure.

Aux membres inférieurs, les papules sont éparses, très rouges, sauf à la face interne des mollets, où elles sont nombreuses et causent un prurit intense.

L'éruption est très pauvre sur le thorax, pour devenir abondante à la nuque.

Collargol, 3 grammes en friction.

1er avril. Les papules sont des pustules légèrement ombiliquées, douces au toucher, contenant un liquide jaunâtre et entourées d'une aréole rouge vif.

La malade est en proie à un prurit intense. Elle va du corps, dort bien. On ne note ni sueurs, ni douleurs.

3. L'évolution est régulière. Les pustules, petites et purulentes, siègent surtout sur la joue droite.

A l'avant-bras, il y en a qui sont entourées d'une aréole brunâtre.

Beaucoup disparaissent, deviennent des papules très peu marquées, brillantes à leur surface, de coloration rose, disparaissant à la pression.

L'évolution se poursuit comme dans les observations précédentes et la malade sort guérie. Il nous a été donné de la revoir trois mois après sa sortie. Elle ne présente aucune cicatrice à la figure, mais nous dit en avoir aux mollets, où elle s'était grattée.

OBSERVATION VI

(Due à l'obligeance de notre camarade GAU.)

Jean D..., 31 ans, originaire d'Italie, sans antécédents héréditaires, a eu plusieurs accès de paludisme. Il n'a jamais été vacciné.

Le lundi 28 avril, il se sentit fatigué ; céphalée, douleurs dans les jambes, courbature généralisée.

Deux jours après, il voit apparaître quelques boutons sur le visage et le corps, qui blanchirent peu à peu et devinrent des pustules.

4 mai. L'éruption est généralisée. Elle est surtout marquée au visage, où les pustules sont très abondantes et en plusieurs points agglomérées.

Au tronc, aux bras et aux jambes, elles sont moins nombreuses et disséminées. Elles deviennent plus abondantes aux cuisses.

Au visage, quelques pustules sont même très grosses, irrégulières, provenant de la réunion de deux autres. On note une légère douleur au pli de l'aine gauche, due à une petite adénite.

On trouve quelques pustules à la pointe de la langue, qui est très sale. Le malade tousse un peu, mais ne présente rien de particulier à l'auscultation, sauf un peu de rudesse aux deux bases. Purgatif.

T. : m., 39 ; s., 39,3.

Friction dans le pli de l'aine avec 2 grammes de collargol.

Potion tonique avec extrait de quinquina. Teinture de noix vomique et teinture de cannelle.

6. La langue est très sale. Le malade est allé du corps. Cœur bien frappé, pouls lent.

Rien d'anormal dans la respiration, quelques pustules paraissent sur le visage.

T. : m., 38,8 ; s., 38,5.

7. Les pustules de la face se sont affaissées sans suppurer et la plupart sans laisser de croûtes ; elles redeviennent papules. La rougeur est très accusée autour de chaque pustule.

Aux membres, et particulièrement aux mains, où l'on voyait de grosses pustules, on voit celles-ci pâlir et s'affaisser.

T. : m., 37,5 ; s., 37,4. P. 52.

8. Au visage, les pustules s'affaissent. A leur place, sont de simples papules. Celles qui ont suppuré sont couvertes d'une croûte sèche, dure, compacte, qui tombe et que l'on retrouve dans le lit.

Sur les membres, les pustules ne s'affaissent pas aussi rapidement, mais elles pâlissent, et quelques-unes deviennent psoriasiformes.

Le malade réclame à manger depuis quelques jours. Potage.

Température normale.

9. On ne trouve plus de pustules sur le visage, qui est recouvert de papules rosées, dont quelques-unes sont recouvertes d'une croûtelle.

Aux membres, les pustules pâlissent de plus en plus, s'affaissent sans suppurer et sans faire de croûtes.

Œufs et purée.

Il sort guéri après un violent accès de paludisme.

Observation VII

(Due à l'obligeance de notre camarade Gau.)

Marie M..., 27 ans, entre le 22 mai en pleine éruption variolique.

Elle a sevré un enfant la veille et l'a fait transporter avec un autre plus âgé à la Crèche. Elle n'a jamais été vaccinée.

Elle est fatiguée depuis le 19. Ce jour-là, elle ressentit une céphalée intense, accompagnée de rachialgie, de vomissements continus et de sueurs profuses.

21. Elle vit apparaître quelques boutons.

Nous trouvons un visage recouvert par une éruption formée d'éléments petits, entourés d'une zone rouge qui les fait ressembler à de l'acné.

T. 40,1.

23. L'éruption est généralisée, très confluente au visage, les pustules sont plus espacées sur les membres et l'abdomen Collargol, 3 grammes en frictions. Potion tonique.

T. : m., 40,1 ; s., 40,6. Urines rares, très denses.

24. Les pustules commencent à apparaître, opalescentes, très petites, cohérentes, surtout au visage, dont la peau a un aspect rouge lie de vin. Le cœur est bon.

T. : m., 39,7 ; s., 38,1.

Poudre de Dowers, 0,40.

25. Le poignet est un peu gonflé.

On note une pustule à l'angle interne de l'œil gauche.

Aux mains, aux poignets et aux membres inférieurs, les pustules grossissent et se remplissent d'une sérosité louche.

Urines très rares ; albumine, 3 gr.

Café, Banuyls.

T. : m., 38,1 ; s., 37,4.

26. Les pustules sont plus nettes, même au visage, où elles sont cependant très petites

La malade se sent mieux, mais éprouve une constipation opiniâtre, et émet des urines en très petite quantité.

Théobromine : 2 grammes en quatre cachets.

T. : m., 37,6 ; s., 38,6.

27. Quelques pustules commencent à suinter à la face.

T. : m., 38 ; s , 39.

28. La malade est un peu oppressée.

La figure est recouverte de placards pustuleux dont les croûtes, très minces, se dessèchent.

Les pustules ont une teinte grise. Elles paraissent affaissées.

Les paupières et les lèvres sont légèrement œdématiées, mais ne font pas souffrir la malade.

Aux jambes, les pustules s'aplatissent et se sèchent.

Les pustules sont plus confluentes aux mains.

Dans l'après-midi, la malade a de véritables lipothymies.

Le pouls est à 100. On perçoit un souffle au premier temps au cœur.

La malade vomit à deux reprises. Les urines sont plus abondantes, 1 litre.

L'auscultation des poumons est négative.

Potion tonique.

T. : m., 38,3; s., 39,1.

29. L'état est stationnaire.

T. : m. 39,1 ; s., 39,7.

La malade a toujours ses défaillances. Le souffle du premier temps est très marqué. L'oppression est assez grande.

On continue la théobromine. — Analyse des urines ; albumine, 2 gr.

La malade délire et se lève la nuit.

30. Même état.

T. : m., 39 ; s., 39,3.

31. On ne constate pas de suppuration. On peut soulever les draps de la malade sans être nullement incommodé par l'odeur. Sur le tronc et les membres, les pustules s'affaissent mais ne s'ouvrent pas.

On note la présence de quelques pustules remplies d'un liquide très clair sur la convexité du pavillon de l'oreille.

Le soir, la température s'élève à 40,4.

La malade est dans le délire, son visage est bouffi, couvert de placards confluents, mais on ne remarque aucun suintement. Urines, 1,500 cc.

Le souffle au cœur et à la pointe est encore plus net.

Au tronc et aux membres, les pustules continuent à s'affaisser.

1ᵉʳ juin. L'état est toujours grave. Le cœur est, de plus, moins bien frappé et un peu mou. On administre trente gouttes de digitaline. La malade, qui a beaucoup déliré la nuit passée, s'est gratté la figure et présente de ce fait autour de la bouche et au front d'assez larges surfaces ulcérées. On lui met un masque de coton hydrophile imbibé d'eau boriquée.

Elle se plaint d'une pharyngite qui occasionne une dysphagie très douloureuse.

T.: m., 38,1 ; s., 40,7.

2. La malade paraît plus tranquille. On supprime la digitaline.

Elle urine beaucoup plus, et va du corps.

T.: m., 39,2 ; s., 39,5.

On voit, au niveau des ulcérations du front et du pourtour des lèvres, de grosses gouttes sèches teintées de sang noirâtre.

La face est bouffie, mais les paupières et les lèvres le sont peu.

Le cœur devient plus régulier.

3. La malade va mieux. Elle présente toujours un souffle au cœur. Le pouls bat à 90. Les urines, abondantes, présentent quelques traces d'albumine.

Le visage devient moins bouffi. Les mains, qui s'étaient légèrement œdématiées, n'ont jamais fait souffrir la malade.

Aux membres, les pustules, affaissées, se dessèchent.

On continue les frictions au collargol avec 4 grammes.

On supprime la théobromine.

T. : m., 37,8 ; s., 37,2.

5. Quelques pustules suintent aux membres et répandent une odeur nauséabonde.

T. : m., 37,5 ; s., 37,5.

6. La malade demande à manger. On permet le potage.

De larges placards tombent du visage, laissant à découvert des parties de peau très blanche.

Autour des lèvres, les mouvements de mastication font détacher les croûtes trop tôt et entretiennent les ulcérations.

On lave à l'eau oxygénée et on panse à l'oxyde de zinc.

7. La figure se dépouille, laissant apercevoir de petites dépressions blanches, qui seront des cicatrices.

Du 8 au 13, la température se maintient auprès de 37 5, avec tendance à s'approcher de la normale.

Elle prend des bains, et elle desquame par larges placards comme après une scarlatine.

Aux membres et sur le tronc, les pustules ont laissé une teinte vineuse, qui, en certains endroits, a un ton cuivré leur donnant l'aspect d'une éruption syphilitique.

Après l'incision d'un abcès siégeant dans la région antéro-externe de la cuisse droite, la malade sort.

OBSERVATION VIII

(Due à l'obligeance de notre camarade Gau.)

Marie-Louise P..., âgée de 2 ans, sans antécédent pathologique, n'ayant jamais été vaccinée, entre le 23 mai.

L'éruption est discrète ; se compose de quelques papules au visage et de très rares sur le corps.

T. : s., 39,6.

24. La langue est sale, les sueurs abondantes.

Collargol en frictions, 0,50 cent. Potion tonique.

25. Les papules sont devenues des pustules, mais sans augmenter beaucoup de nombre.

26 au 30. La température reste entre 37,2 et 37,9.

Les pustules ne se crèvent pas, sauf quelques-unes parce que l'enfant se gratte.

2 juin. La température s'élève subitement à 38°2. On constate un foyer de râles fins à la base du poumon droit : mais cela se dissipe et la température retombe à 37.

OBSERVATION IX

(Due à l'obligeance de notre camarade Gau.)

Alfred D..., 33 ans, vendeur de journaux, a eu la syphilis, mais n'a jamais été vacciné.

25 juin. Il éprouve de la céphalée, des vomissements, et de la rachialgie.

27. Quelques boutons apparaissent au front.

28. Il entre à l'hôpital. La face est très rouge et l'on y voit quelques boutons ressemblant à de l'acné.

Nous en trouvons également sur le corps.

T. : m., 38,2 ; s., 37,4.

20. Le malade est en pleine éruption. Des papules très

nombreuses couvrent la face et le front ainsi que le corps.

L'auscultation du cœur nous donne un souffle au premier temps avec un léger dédoublement du premier bruit.

Collargol en friction 3 gr. et potion tonique.

30. L'éruption est terminée. On note beaucoup de vésicules cohérentes. Le corps et les membres en sont couverts, sauf à la face antérieure des jambes La figure est très œdématiée, le malade ouvre très difficilement les paupières Les mains sont très enflées et très douloureuses. Le malade, pour moins souffrir, tient les doigts écartés les uns des autres.

1er juillet. La fièvre de suppuration apparaît. 38,4 le soir.

Toutes les vésicules sont tendues. Quelques-unes ont saigné, soit à cause du grattage, soit encore à cause de la pression des draps.

La figure est toujours très enflée, surtout aux joues ; les paupières sont plus libres et l'œdème des mains a, semble-t-il, un peu diminué.

Au cœur, le dédoublement du premier bruit est devenu très net.

T. : m., 37,9 ; s., 38,4.

2. La bouffissure de la figure diminue.

T. : m., 38 ; s., 38,5.

3. A la face, de nombreuses vésicules se plissent et s'affaissent. Quelques-unes saignent au front, le malade s'étant gratté.

T. : m., 38 ; s., 37,8.

4. La dessiccation des pustules se poursuit à la face.

Elles commencent à se plisser sur le corps et sur les membres Le malade en crève quelques-unes aux cuisses en les frottant avec les draps. Il y a très peu d'odeur, malgré le nombre des pustules.

Le dédoublement du premier bruit est moins net.

T. : m., 37,5 ; s., 37,7.

6. La dessiccation continue.

Sur le dos et le corps, les pustules sont représentées par de petites taches d'un rose très pâle.

Au cou-de-pied et sur le dos des mains, de nombreuses pustules, encore gonflées, sont en train de s'affaisser.

On suspend les frictions au collargol.

8. La desquamation de la face est accomplie ; sur le front et le nez, on voit des papules noirâtres surélevées; sur le dos, elles sont rosées.

Sur la face dorsale de la main et au cou-de-pied, les vésicules s'affaissent ; elles sont surélevées, cratériformes, avec une dépression centrale légèrement rosée et un liseré blanc périphérique.

L'état général est bon et le malade mange.

Jusqu'au 14, rien de particulier sauf des poussées furonculeuses.

17. La desquamation est achevée partout, sauf à la face dorsale des mains, où se sont formées des plaques d'ecthyma syphilitique (pommade au précipité blanc.)

22. A la face, aux points où étaient les pustules, on trouve de petites papules, appréciables au toucher, de coloration légèrement rosée et plus marquées sur le nez, le front et la lèvre supérieure.

Aux membres et sur le corps, l'aspect est le même mais en plus foncé.

Le malade sort guéri le 25 juillet.

OBSERVATION X
(Due à l'obligeance de notre camarade Gau.)

Angeline P..., 7 ans, sans antécédents, est prise le 20 juin de maux de tête et de vomissements.

Elle entre le 3 juillet au soir, présentant une éruption terminée.

Les pustules sont très nombreuses sur le corps et la figure.

Aux membres, elles sont réunies par deux ou trois, de coloration sombre.

La malade n'a pas été vaccinée.

Le pouls est un peu mou, rapide. Au cœur, le premier temps est soufflé.

Il n'y a rien aux poumons.

Collargol en friction, 2 grammes. Potion tonique avec 0 gr. 30 de caféine.

T. : 39.

4. Les vésicules des joues semblent avoir blanchi.

T. : m , 38,5 ; s., 39,4.

5. On constate que quelques pustules de la face commencent à s'affaisser et à se plisser en leur centre.

On ne constate pas d'odeur.

T. : m., 38,8 ; s., 39,2.

6. Les vésicules autour de la bouche et sur le dos du nez ont l'aspect caractéristique de gouttes de cire vierge à parois tendues.

T. : m., 39 ; s., 39,4.

7. Les pustules ne s'affaissent pas. Elles sont rouge sombre, en saillie très marquée, indolores.

Sur les membres et le corps, quelques vésicules, affaissées à leur centre, sont bordées d'un bourrelet blanc grisâtre.

T. : m., 38,4 ; s., 38.

8. La température atteint la normale.

La desquamation commence. l'épiderme s'exfolie sur certaines pustules de la face. Sur le nez et autour de la bouche, les pustules agglomérées se recouvrent de croûtes jaunâtres.

T. : m., 37,7 ; s., 37.

10. La dessiccation a fait de grands progrès. On trouve des

vésicules encore distendues par du liquide au cou-de-pied gauche.

L'enfant s'étant grattée, quelques pustules ont saigné sur la face et le corps.

T. : m., 37 ; s., 37,1.

13. La desquamation est très avancée et des croûtes tombent de la figure Sur le corps, on trouve des papules rougeâtres, peu saillantes au niveau desquelles l'épiderme s'exfolie.

On suspend le collargol, et on alimente la malade.

20. La température est restée à 37 et au-dessous.

La place des pustules est marquée à la face et sur le dos, par des papules appréciables au toucher, légèrement rosées. Ce sont, autour de la bouche et sur le nez, des plaques rougeâtres, érythémateuses, qui indiquent l'emplacement des croûtes.

Les papules des membres sont plus foncées comme coloration que celles de la face.

La malade sort le 23.

OBSERVATION XI
(Due à l'obligeance de notre camarade GAU.)

Marie V., 35 ans, sans antécédents, entre le 14 juillet au soir, avec une éruption complètement terminée.

Le début a eu lieu il y a 3 jours, par des frissons et des vomissements.

Les boutons sont très nombreux à la face; sur le corps, il y en a relativement peu, mais beaucoup aux membres.

Ils sont rassemblés par trois ou quatre à la face et aux avant-bras.

On trouve quelques boutons autour des seins; la malade allaitait un enfant de 13 mois.

Léger souffle au 1er temps, au cœur.

Elle ne se rappelle pas avoir été vaccinée, et on n'en retrouve aucune trace.

Collargol, 4 gr en frictions. Potion tonique avec 0,50 de caféine.

T. : 39,2.

15. On fait de la compression sur les seins, qui, gorgés de lait, étaient douloureux.

T. : m., 39 ; s., 39,3.

16. Quelques vésicules de la face se plissent et commencent à s'affaisser.

Il n'y a aucune odeur. Légère dyspnée. Les seins sont très douloureux.

T. : m., 39,4 ; s., 40.

17. La desquamation commence un peu partout. En certains endroits, on voit trois ou quatre vésicules, cohérentes, recouvertes d'une mince membrane opaline, mais conservant chacune leur délimitation Leur aspect rappelle assez celui d'une mûre. La membrane enveloppante, percée avec une aiguille aseptique, laisse échapper une sérosité très claire.

La malade est très constipée, malgré les lavements.

T. : m., 40,2 ; s., 40,6.

18. Il se produit une légère suppuration des vésicules en certains endroits de la face. Au menton et sous le nez, on voit des amas de vésicules cohérentes, qui se sont recouvertes de croûtes.

De nombreuses pustules se plissent et s'affaissent sur le corps.

Évacuation abondante.

T. : m., 39 ; s., 39.

20. La fièvre a disparu. Sur le corps, les vésicules ont fait place à des papules rougeâtres entourées d'un liseré blanc.

22. On suspend le collargol.

La dessiccation progresse rapidement

T. : m , 37 ; s., 37,5.

25. Les croûtes de la face commencent à se détacher, laissant à nu des surfaces légèrement rosées avec petites élevures appréciables au toucher.

L'état général est excellent et on alimente la malade.

27. La malade se lève, prend un bain, mais s'excorie des pustules incomplètement sèches.

30. On voit à la face, sur le menton et la lèvre supérieure, de petites croûtes encore incomplètement détachées.

Sur le reste de la figure, ce sont des papules rose pâle, recouvertes d'épiderme qui s'exfolie.

Il en est de même aux bras et sur le corps, où ces papules sont plus colorées

La malade sort guérie, mais avec le premier temps encore légèrement soufflé.

OBSERVATION XII

(Due à l'obligeance de mon frère P. CAYLA.)

Louise C., 26 ans, en traitement à la salle Ste-Madeleine, est subitement prise, dans l'après-midi du 9 août, d'une céphalée intense, de rachialgie, de vomissements incessants, et d'une constipation opiniâtre. Elle a été vaccinée à l'âge de 2 ans.

On l'envoie le 11 au pavillon. Les vomissements continuent, la rachialgie a augmenté, seule la céphalée a disparu.

Un rasch couvre les joues et la partie supérieure gauche du thorax Collargol en friction 3 grammes. Potion tonique.

12. Le rasch existe encore. L'éruption est assez discrète sur tout le corps, sauf à la place occupée par le rasch.

Les vomissements persistent encore malgré l'eau chloroformée.

13. Au front se voient quelques boutons rouges sur fond violacé. Ils apparaissent en plus grand nombre, sur les joues et aux membres. Un rasch scarlatiniforme occupe actuellement les parties latérales et inférieures du thorax. En passant la main sur ces parties, on a l'impression du velours, sans qu'il soit cependant possible de distinguer des boutons.

La rachialgie et les vomissements ont cessé. Exanthème.

14. La malade éprouve une sensation de bien-être. L'éruption est à peu près terminée à la figure, où elle est assez étendue. Sur le reste du corps, elle est assez discrète.

De petites papules acuminées, très prurigineuses, sont apparues à la place du rasch..

Collargol, 2 gr. 50. Caféine, 0 gr. 40 ctg.

Urines, 1.200. Traces d'albumine. 2 potages et 2 œufs.

22. La convalescence s'établit. La température durant la période de suppuration n'a été interrompue que par un crochet le 20. Les pustules se sont résorbées sur place et présentent l'aspect de papules rouges.

L'appétit est revenu et la malade se lève.

28. Il ne reste plus que des traces de macules rosées.

La malade éprouve une gêne dans la gorge, due à des plaques muqueuses syphilitiques, que nous touchons avec une solution de nitrate acide de mercure.

La malade rentre à Sainte-Madeleine pour y continuer son traitement.

Observation XIII

(Due à l'obligeance de mon frère P. Cayla.)

Alexandre N..., 21 ans, a ressenti, le 31 août, une violente céphalée, de la courbature, qui l'obligent à s'aliter. Le 2 septembre apparaît l'éruption.

5. Les boutons, qui avaient beaucoup grossi et sont deve-
nus blancs à leur centre, font se décider le malade à entrer
à l'hôpital.

Il a eu la rougeole à 10 ans et une bronchite à 18 ans, qui
a duré 18 mois et au cours de laquelle il a eu d'abondantes
hémoptysies.

Il a été vacciné à l'âge de 3 ans.

On note sur la figure des pustules ombiliquées jaunâtres
ou jaune verdâtre, siégeant surtout sur les joues, le front et
le menton. Il y en a peu aux membres et sur le corps.

Le sommet du poumon droit est obscur avec une inspiration rude et en saccades

On note un souffle du premier temps au cœur.

6. Le malade dégage une odeur nauséabonde. Il éprouve
de la dysphagie, est constipé.

Collargol en friction, 4 grammes.

T. : m., 37,2 ; s., 37,6.

7. La figure et surtout les paupières sont un peu tuméfiées.

T. : m., 37,8 ; s., 38.

8. L'odeur a totalement disparu. Les pustules de la figure
ont l'aspect de belles gouttes de cire vierge.

La tendance à la suppuration s'accentue aux mains et aux
cuisses, où les pustules agrandies ont pris une forme hémis-
phérique de coloration jaunâtre.

10. Le malade se sent bien et demande à manger. Les
pustules de la face se dessèchent, quelques-unes sont dures
et noirâtres

11. Tous les phénomènes douloureux ont disparu.

12. La dessiccation des pustules de la face continue ; celles
du corps ne se rompent pas L'appétit est excellent.

Suppression du collargol. Le souffle du premier temps a
disparu.

14. Les pustules de la figure sont complètement sèches.

Celles des mains, dont quelques-unes contenaient, hier encore, un contenu clair, se résorbent, laissant l'épiderme qui les recouvrait tout froissé.

Le malade sort sans traces de la variole le 29.

OBSERVATION XIV

(Due à l'obligeance de mon frère P. CAYLA)

Louise T..., 23 ans, domestique, est prise à son lever le 5 septembre, de céphalée assez violente, et de douleurs vagues.

6. Ces phénomènes persistent et en plus nausées, avec vomissements, diarrhée, douleurs dans le ventre et surtout une douleur siégeant au niveau du creux épigastrique, s'exaspérant par la pression.

Pas d'antécédents personnels ou héréditaires. Elle a été vaccinée très jeune.

Elle entre le 8 septembre. On note des gargouillements dans la fosse iliaque droite, un foie un peu gros et douloureux et une douleur au creux épigastrique moins accusée que les jours précédents

La jeune fille déclare n'avoir jamais eu de coliques hépatiques.

On constate, en outre, la présence d'un rasch inguinal recouvrant la partie sous-ombilicale de l'abdomen distendu et douloureux à la pression.

A la figure, on voit une coloration rouge sombre, surtout marquée à gauche, œdématiant un peu les tissus et que l'on prendrait facilement pour un érysipèle.

Le soir même, la malade accuse des picotements dans les yeux et de la dysphagie. Il y a un léger souffle au 1er temps.

Collargol en friction, 3 gr. Caféine, 0,30. Potion tonique.

9. Le rasch a envahi tout le corps, la malade est dans la stupeur.

Collargol 0, gr. 01 cent. pour une pilule N° 2.

Collargol en friction, 3 gr

10. L'éruption se dessine au front et aux bras : dans la soirée, tout le corps est parsemé de petites papules rouge sombre cohérentes.

11. La diarrhée persiste. Les selles sont liquides, blanchâtres et indolores.

Les papules se détachent bien sur le fond sombre : cohérentes à la face, mais isolées au thorax. Elles forment sur les membres supérieurs des traînées rouges, séparées par des bandes de peau saine. Aux membres inférieurs, l'éruption semble discrète.

L'abattement est moindre.

13. L'éruption s'étend sur tout le corps. Elle laisse une bande de peau saine s'étendant de la fourchette sternale à l'ombilic, large de quatre travers de doigt. Sur tout cet espace, on rencontre une pustule.

Les points, qui étaient habituellement comprimés par les jarretières, sont couverts d'une éruption confluente. Il en est de même pour tous les points du corps exposés à des frottements habituels.

Le rasch a disparu. Le ventre est encore douloureux et la diarrhée persiste. — Il n'y a pas d'odeur.

14. Quelques pustules de la figure se recouvrent de croûtes ; à peu près toutes ont de la tendance à se dessécher.

Elles renferment sur le bras un liquide transparent.

La diarrhée persiste encore. Potion au quinquina.

22. La malade prend deux bains par jour et son appétit est excellent.

25. Dans la nuit du 24 au 25, la malade, qui se disait complètement guérie, bien qu'en pleine desquamation, s'évade.

Observation XV

(Due à l'obligeance de mon frère P. Cayla.)

Le 29 août, en quittant son travail. Jean M..., carrier, 46 ans, ressent un violent mal de tête et de la rachialgie. Il n'y a pas de vomissements, et l'appétit reste bon, malgré la constipation.

Le 1er septembre, il constate l'éruption, mais n'entre que le 7.

Il a eu une pneumonie à 25 ans, la syphilis et la blennorrhagie.

Il a été vacciné à l'âge de 4 ans.

Nous constatons des papules siégeant surtout à la face et sur le thorax, elles sont peu nombreuses dans les autres régions. Elles ne présentent pas d'aréole à leur base et sont séparées les unes des autres, par des intervalles de peau saine.

L'appareil respiratoire est normal.

On entend au cœur un souffle au premier temps.

Collargol en friction, 3 gr. T. : 37.

8. Le malade demande à manger. Les pustules s'affaissent, quelques-unes sont ombiliquées.

Collargol, 2 gr. en frictions.

9. La dessiccation des pustules commence. Suppression du collargol.

Le malade sort le 28 complètement guéri.

Observation XVI

(Due à l'obligeance de mon frère P. Cayla.)

Firmin B. ., 10 ans, n'ayant jamais été vacciné, a ressenti de violentes douleurs dans les reins.

11 août. Il éprouve de la céphalée, de la rachialgie, de la stupeur et est constipé.

Quelques papules rouges apparaissent sur la figure, acuminées, entourées d'une aréole pâle, très nombreuses à la figure, aux jambes et à la face dorsale de la main droite.

Le malade ne répond pas, refuse de prendre quoi que ce soit et répand une odeur insupportable.

Collargol, 1 gr. 50. Caféine.

12. L'éruption tend à devenir confluente. Les pustules s'ombiliquent, l'aréole qui les entourait a disparu, laissant un fond rouge sombre. Même somnolence. L'odeur a disparu. Le malade est en moiteur.

Collargol, 1 gr. 50. Lavement glycériné.

13. Le fond sur lequel se dessinait l'éruption paraît moins foncé.

Les pustules sont ombiliquées.

La torpeur cesse et le malade demande à manger.

14. Les pustules de la face sont remplies d'un liquide jaunâtre ; celles du corps renferment un liquide incolore.

15. On remarque de l'œdème des paupières, le tissu de la figure paraît infiltré. Les mains et les pieds sont douloureux.

20. Tous les phénomènes douloureux ont cessé et le malade desquame.

Il sort le 10 septembre, guéri, mais ayant quelques cicatrices aux cuisses.

OBSERVATION XVII

• (Due à l'obligeance de notre camarade DE RAYMOND)

Émile C..., garçon coiffeur, n'a jamais été vacciné, mais a joui toujours d'une bonne santé.

Le début a eu lieu, il y a six jours environ, par un frisson unique et violent.

Depuis, il a eu de la rachialgie, de la céphalée, des nausées fréquentes et est très constipé.

30. Nous constatons une éruption papuleuse très confluente sur le front et les joues, plus discrète sur le thorax, pour redevenir confluente sur les membres. Ces papules sont surélevées, entourées d'une collerette rouge, donnant au toucher une sensation veloutée et à peu près indolore.

Il n'y a rien aux poumons. Au cœur, le premier bruit est soufflé.

La langue est très sale, pâteuse, recouverte d'un épais enduit blanchâtre.

T. : 37.

Collargol, 3 gr. en friction et 3 pilules de 1 centigr.

Potion tonique au quinquina ; purgation ; bouillon et lait.

1er octobre. Les paupières inférieures commencent à s'œdématier, ainsi que toute la figure. On a peine à reconnaître le rebord du maxillaire inférieur. Le malade souffre beaucoup et ne peut supporter la pression des draps sur le menton.

T. : m., 38 ; s., 38,5. Selles diarrhéiques. Rien dans les urines.

3. La tuméfaction a atteint les mains et les pieds, et le malade souffre atrocement. Les pustules ont augmenté de volume et sont remplies d'un liquide citrin très limpide. Il ne se dégage aucune odeur.

T. : m., 38,6 ; s., 39,4.

4. Les paupières tuméfiées empêchent l'œil de s'ouvrir. De grosses vésicules bordent les paupières. Lavage des yeux à l'eau boriquée, trois fois par jour. On passe de la pommade au collargol autour des paupières.

T. : m., 39,8 ; s., 40,1.

5 On voit sur le front et au niveau du sillon lacrymonasal quelques vésicules aplaties, opaques, dures et rugueuses au toucher.

Le malade est très fatigué. Il éprouve de la dyspnée; sa langue est parsemée de pustules, ses amygdales congestionnées et sa muqueuse pharyngienne enflammée. Il expulse des mucosités analogues à de fausses membranes.

Lavages de la gorge à l'eau oxygénée Gargarisme au menthol.

Lavement de sérum artificiel. Caféine, 0 gr. 10.

T. : m., 40,1; s., 40,4.

7. Il s'est produit une chute brusque de la température.

Le malade peut ouvrir les yeux. Les pustules palpébrales sont affaissées.

La dessiccation se fait sur le thorax et les membres. La constipation persiste.

T. : m., 38,6; s., 39.

Collargol en friction, 4 gr.

8. L'œdème disparaît, mais la température est élevée. Un énorme abcès s'est développé insidieusement sur la partie externe de la cuisse droite. Incision et pansement humide.

T. : m., 40,1; s., 39,9.

Du 9 au 13, la dessiccation se poursuit et déjà des croûtes tombent du front, laissant au-dessous d'elles, non pas une tache rouge, mais un épaississement du derme; une élévation rugueuse au toucher, de couleur blanchâtre ressemblant à de l'eczéma impétigineux.

La faim commence à se faire sentir.

T. : m., 37,6; s., 38,5.

15. On supprime le collargol. Poussée de furoncles.

T. : m., 37; s., 37,8.

18. Les furoncles envahissent presque toutes les parties du corps. Ces furoncles ne font pas souffrir le malade.

T. : m., 37,2; s., 38,1.

22. Le malade se plaint du testicule gauche. Nous constatons, en effet, que le scrotum est rouge. Le testicule gauche,

très douloureux à la palpation, est augmenté de volume. L'épididyme, tuméfié, donne la sensation de nodosités excessivement douloureuses.

Repos absolu. Suspensoir. Onguent napolitain belladoné. Régime lacté.

T : m., 37,2; s., 38,5.

29. La douleur du testicule avait diminué, et on percevait, depuis hier, de la fluctuation. Aujourd'hui, l'abcès s'ouvre spontanément à l'extérieur, laissant écouler un pus épais et jaunâtre.

Lavage de la cavité à l'eau oxygénée et pansement humide. T. : m., 37,6; s., 37,8.

3 novembre. La poche est vidée et le trajet se ferme.

Le malade se sent bien et demande à manger.

12. Le testitule gauche est dur ratatiné, à peu près indo‐lore.

Le malade sort quelques jours après ; le sort de son testicule est assez sombre.

OBSERVATION XVIII
(Due à l'obligeance de notre camarade de Raymond)

Marthe P.. , couturière, 28 ans, de parents cardiaques ; sans antécédents pathologiques personnels autres qu'un peu de dyspnée d'effort, vaccinée à l'âge de 2 ans; entre le 12 septembre.

Elle a été prise vers le 6 d'un violent mal de tête et de rachialgie, qui l'obligent à s'aliter.

Le 9, la céphalée disparaît, mais des nausées surviennent sans vomissements ainsi que des douleurs de gorge et de la dysphagie.

- Le 10, elle constate la présence de l'éruption.

Nous trouvons des pustules siégeant en grand nombre à

la figure et à la partie supérieure du thorax; disséminées sur les autres parties du corps.

Elles sont rouge sombre et acuminées.

Le prurit qui a accompagné l'éruption a cessé, ainsi que les nausées, la céphalée et la rachialgie.

Les poumons sont normaux.

Le cœur présente un souffle au premier temps.

Collargol en friction, 2 gr. Potion tonique.

13. La malade est abattue. L'éruption est à peu près terminée.

Elle est considérable aux joues et aux bras. Sur le corps, les pustules sont nombreuses au pli de l'aine des deux côtés. Elles occasionnent de vives démangeaisons aux jambes, et quelques-unes sont entourées d'une aréole colorée.

Il n'y a pas d'odeur, rien dans les urines La malade est encore le soir somnolente.

T. : 38.

Collargol, 3 gr. Caféine, 0,80.

14. La malade se sent bien. L'éruption est terminée. Quelques pustules de la face sont distendues par un liquide incolore et transparent. Sur le corps, elles sont hémisphériques et de couleur rouge sombre.

Potion tonique au quinquina.

15. La coloration rouge sombre des papules du corps a fait place à une coloration grisâtre due au liquide qu'elles contiennent

Même aspect à la figure, où la joue droite présente un aspect parcheminé.

Collargol, 2 gr. 50. Pouls 102.

24. On supprime le collargol. Tout danger de suppuration a disparu.

29. Les pustules sont sèches. La malade prend des bains et desquame abondamment. L'apyrexie est absolue.

30. Le bruit du cœur persiste soufflé au premier temps.

La malade sort le 11 novembre, portant sur sa figure et le corps des macules rouges disparaissant à la pression.

OBSERVATION XIX

(Due à l'obligeance de notre camarade de RAYMOND.)

Marie A.., 27 ans, ménagère, entre aux contagieux le 20 septembre. Son père est rhumatisant et son mari bacillaire : elle n'a pas de passé pathologique, sauf des crises probablement hystériques et un caractère taciturne.

Réglée à 18 ans, ses menstrues sont régulières. Elle a eu deux accouchements normaux et un avortement de deux mois, il y a 8 ans.

Les appareils respiratoire et circulatoire sont normaux.

Elle n'a jamais été vaccinée.

Elle a souvent des vertiges; est d'une émotivité exagérée et se livre alors à diverses excentricités.

Le 23 septembre, elle a ressenti de la céphalée, puis a été prise d'un tremblement qui a duré quelques minutes. Le soir même, elle est brisée, courbaturée et se plaint d'une violente rachialgie. Le lendemain surviennent des vomissements abondants.

26. Des papules rouges, agglomérées, indolores, recouvrent le visage. L'éruption est discrète sur les membres inférieurs, mais présente de très grosses papules sur le ventre et le thorax. Elle n'est pas constipée

Collargol en friction, 4 grammes. Potion tonique.

27. L'éruption se montre discrète. Les papules grossissent, prennent un teint mat blanc sale et s'ombiliquent.

Les règles sont apparues aujourd'hui, en avance de douze jours, indolores, mais plus abondantes que de coutume.

28. A la visite du matin, la malade paraît plus gaie que de coutume. Le soir, elle ne nous reconnaît pas, nous prend pour un ami de son mari et divague. Elle sait, cependant, qu'elle est à l'hôpital, mais pense qu'elle est tombée dans un guet-apens et demande à sortir.

29. Le délire s'accentue. On peut la maintenir à grand' peine dans son lit. Le soir, elle est plus calme, mais se livre à des gestes et tient des propos lascifs

Les pustules sont blanc sale sur fond rosé et ombiliquées.

Les bruits du cœur sont mous. Caféine, 0,10 cent.

30. Elle reconnaît les personnes qui l'entourent et paraît en profiter pour proférer des mots orduriers et tenir des propos dévergondés.

Les règles ont cessé. Potion calmante au chloral et bromure de potassium.

1er octobre. On est obligé d'attacher la malade et de l'isoler. Sulfonal, 2 grammes.

10. Elle n'a qu'une seule idée qui revient toujours : rentrer chez elle. Les pustules se sont résorbées. Elle desquame beaucoup.

Elle s'évade dans la nuit.

OBSERVATION XX

(Due à l'obligeance de notre camarade de RAYMOND.)

Rosalie B.., 35 ans, ménagère, vaccinée très jeune, revaccinée il y a quelques mois; a toujours joui d'une excellente santé.

Elle était en ce moment à la Maternité, dans le huitième mois d'une quatrième grossesse

Elle a ressenti, dans les derniers jours de septembre, un léger frisson et de vagues douleurs lombaires, ainsi que quelques vomissements

Quatre jours après, elle aperçoit sur son corps une éruption formée de petits boutons à zone rougeâtre.

Elle est envoyée d'urgence aux contagieux, où sa variole légère évolue normalement.

Collargol en friction, 3 grammes.

Le 4 octobre, à 8 heures du soir, elle ressent des douleurs, et nous constatons des contractions utérines. Le toucher nous apprend que le col était effacé.

L'accouchement eut lieu à 5 heures du matin sans aucun accident.

La malade, à ce moment-là, était couverte de pustules remplies d'un liquide jaunâtre.

T. : m., 37,6 ; s., 38.

5. Nous vaccinons la fillette, qui pesait 3 kilogr.100 gr.

Les suites de couches furent normales, et le 10 novembre la mère sortit absolument remise.

La fillette vaccinée eut, six jours après, deux grosses vésicules sur les bras.

Elle succomba d'athrepsie quelques semaines après.

OBSERVATION XXI

(Due à l'obligeance de notre camarade DE RAYMOND.)

Rosine L..., 22 ans, domestique, entre le 29 septembre. Elle n'offre aucun antécédent héréditaire ou personnel. Elle a été vaccinée, pour la première fois, il y a quatre jours.

A ce moment-là, elle ressentit un malaise général, de la céphalée et de la rachialgie; le soir, elle éprouva un grand frisson.

Deux jours après, elle constate l'apparition de boutons sur sa figure.

29. La malade présente une éruption de papules surélé-

vées, arrondies, ayant la forme d'une tête d'épingle, entourées à leur base d'une zone rouge clair, séparées les unes
des autres par des espaces de peau saine.

L'éruption est assez discrète au niveau du thorax et des
membres inférieurs, où l'on constate surtout des points
ecchymotiques.

Les divers appareils sont normaux. Les règles, régulières
jusqu'à aujourd'hui, ont avancé de 6 jours.

T. : s., 39,2.

Collargol en friction. 3 grammes. Potion tonique. Lait.
Bouillon.

30. La malade se sent beaucoup mieux ; les douleurs
lombaires sont moins fortes. La céphalée persiste ; les amygdales et les piliers antérieurs du voile du palais sont très
congestionnés. On note quelques papules à la base et à la
pointe de la langue.

Les taches ecchymotiques du thorax et des membres se
sont transformées en petites papules Sur le front et les
joues, on aperçoit quelques vésicules, aplaties, déprimées à
leur centre.

T. : m., 38,1 ; s., 38,1.

1er octobre. L'éruption est complète, très confluente
sur le visage et les membres, assez discrète sur le tronc.

La malade se sent mieux ; tous les phénomènes douloureux
ont disparu.

Les règles sont plus abondantes et plus douloureuses que
d'habitude.

Le premier bruit du cœur est soufflé.

T. : m., 37,2; s., 37,4.

Dans la nuit du 2, la malade a été agitée. La face est un
peu œdématiée, les paupières inférieures, d'un blanc nacré,
sont gonflées.

Les pustules augmentent de volume et s'ombiliquent en

grand nombre. La constipation est réapparue. Lavement glycériné, 30 gr.

3. L'œdème a gagné toute la face et la région cervicale. On n'aperçoit pas la saillie du maxillaire inférieur. La malade éprouve une sensation de cuisson. Les mains sont œdématiées et douloureuses. La pression des draps provoque de la douleur.

Les pustules, de plus en plus grosses, prennent une coloration jaune paille et se réunissent en certains points, surtout au niveau de l'avant-bras, pour former d'énormes phlyctènes.

4. L'œdème persiste. Les règles ont cessé, mais la malade se sent plus fatiguée. La bouche est très sèche, la langue parsemée de pustules, les yeux à peu près clos par suite de l'œdème des paupières.

Le cœur a de la tachycardie. Rien dans les urines.

T. : m., 38,6; s., 39,2.

Aux 3 gr. de collargol en friction, on ajoute : 4 pilules de 0,01 cent., et après lavage des yeux à l'eau boriquée, on fait passer sur les paupières de la pommade au collargol.

5. Les vésicules, de plus en plus larges, perdent de leur transparence; le liquide qu'elles contiennent s'épaissit un peu. Quelques-unes, au niveau des paupières, sont aplaties.

T. : m , 39,2; s., 39,4.

7. La malade a passé une bonne nuit. Hier, elle a eu, le soir, 40,6 de température. L'œdème de la face a considérablement diminué.

La malade ouvre les yeux. Sur les ailes du nez et l'angle interne des yeux, on aperçoit des vésicules aplaties et transformées en croûtes d'aspect jaune sale, formées d'une matière agglutinée, rugueuse et de consistance dure.

8. Les pustules sèchent de plus en plus. Quelques croûtes

commencent à tomber des ailes du nez, laissant au-dessous d'elles une papule rougeâtre et lisse.

Suppression du collargol. Alimentation légère.

Elle sort guérie le 38me jour de sa maladie après une excellente convalescence.

OBSERVATION XXII
(Due à l'obligeance de notre camarade de RAYMOND.)

Rosalie D..., 31 ans, ménagère, vaccinée à l'âge de 3 ans. Entre le 30 septembre.

Rien comme antécédents pathologiques, sauf une métrite.

Elle fut prise brusquement d'un violent frisson, accompagné de douleurs lombaires intenses et de céphalée. Elle s'alite et est prise de nausées très fréquentes.

Le 29 septembre, nous constatons une éruption discrète sur la figure et le corps. Elle se présente sous l'aspect de papules rouge brique nettement isolées les unes des autres par des intervalles de peau saine.

Le cœur est normal. Le pouls bat 110. T. : 40,7.

Collargol en friction, 3 gr. Gargarisme mentholé. Potion tonique. Lait.

Le 30. La malade est plus abattue, elle souffre de sa rachialgie. Ses règles ont avancé de 11 jours. L'éruption n'a pas augmenté depuis hier soir, mais on aperçoit sur l'abdomen, le cou et la face interne des membres inférieurs, de nombreux points ecchymotiques.

T. : m., 40,0; s., 40,6.

1er octobre. Les petites taches constatées hier sont devenues saillantes et présentent l'aspect de papules surélevées, entourées à leur base d'une zone inflammatoire de coloration rosée.

La langue est saburrale, rouge à la pointe et sur les bords.

La muqueuse pharyngienne et les amygdales sont sèches, très congestionnées et douloureuses pendant la déglutition.

La rate, augmentée de volume, est douloureuse à la pression.

Le foie est légèrement congestionné.

Au cœur, le premier bruit est soufflé.

T. : m., 39,6 ; s., 38,6.

2. Les papules sont surmontées de vésicules transparentes, la plupart ombiliquées, réunies par groupes de 2 ou 3 et très confluentes. L'éruption paraît terminée. La céphalée et la rachialgie ne se sont pas calmées.

T. : m., 37,9 ; s., 37,7.

3. Le malaise général se calme. La malade se sent mieux. Les règles persistent, mais sans exagération et indolores.

4. Nous constatons un léger œdème du côté droit de la face, œdème remontant jusqu'aux paupières. Les vésicules sont de plus en plus confluentes, augmentent de dimension et sont remplies d'un liquide clair et transparent sans odeur. Les règles ont cessé.

T. : m., 37,9 ; 38,3.

5. Pendant la nuit, la malade a beaucoup souffert. Elle éprouve une sensation désagréable de cuisson au niveau des joues. L'œdème occupe la région maxillaire et le cou. Les paupières, très œdématiées, obturent les yeux et sont couvertes de vésicules légèrement ombiliquées remplies de liquide.

Lavage des yeux à l'eau boriquée. Pommade au collargol.

T. : m., 38,5 ; s., 39.

7. La malade se sent mieux ; elle ouvre facilement les yeux ; les pustules palpébrales se sont affaissées.

T. : m., 37,8 ; s., 38.

8. Le liquide contenu dans les vésicules présente deux

couches: une claire, transparente, surmontée d'une autre plus épaisse, ressemblant à du collodion qui occupe la partie ombiliquée de la vésicule.

Celle-ci s'est élargie, ses bords sont étalés et sa hauteur a diminué.

Les deux bruits du cœur sont un peu sourds.

La malade se sent de l'appétit.

T. : m., 38 ; s., 39,8.

9. La couche superficielle plus dense, notée hier dans la vésicule, a augmenté d'épaisseur et remplit à peu près toutes les vésicules, dont certaines sont dures et rugueuses au toucher. Œuf.

T. : m., 38,9 ; s., 38,4.

10. La vésicule a fait place à une croûte qui en conserve toutes les dimensions, de couleur jaune, irrégulière et dure.

La collerette rosée des premiers jours est remplacée par une zone jaune paille.

La température monte brusquement de 37,5 à 38,4, sous l'influence probable de l'alimentation.

On la remet au lait, bouillon et œufs.

11. L'œdème a disparu presque complètement. La région parotidienne est indurée, mais la malade ne souffre pas, et demande à manger.

13. Reprise de l'alimentation.

T. : m , 37,2; s., 39.

Les bruits du cœur sont mieux frappés.

Toutes les vésicules sont sèches et commencent à s'affaisser, quelques croûtes sont déjà tombées du front.

Suppression du collargol. Potion avec de la caféine.

16. Il y a eu quelques furoncles qui ont provoqué une ascension thermique.

Les croûtes tombent, laissant au-dessous d'elles une tache rouge étalée, ne disparaissant pas sous la pression.

La malade sort au 35ᵐᵉ jour de sa maladie.

Observation XXIII

(Due à l'obligeance le notre camarade de Raymond.)

Marthe M..., 38 ans ménagère, vaccinée très jeune et jamais depuis; n'a pas d'antécédents pathologiques.

Le 2 octobre, elle ressent de vives douleurs le long du rachis, douleurs à maximum lombaire. Le soir, elle est prise de céphalée et de nausées.

Le lendemain, portant la main à sa figure pour arrêter une épistaxis, elle sent quelques boutons et entre à l'hôpital.

Nous constatons des papules punctiformes, claires, peu surélevées, sur un fond violet. L'éruption est tellement confluente que l'on a de la peine à découvrir des intervalles de peau saine.

Sur la face antéro-interne des cuisses, nous apercevons plusieurs pustules distendues par un liquide noirâtre.

L'épistaxis survenue hier recommence : et les règles s'installent, en avance de quinze jours.

T. : s , 41,1.

Collargol en frictions, 4 gr. Potion tonique.

5. Les papules deviennent noirâtres. L'hémorragie utérine se poursuit de plus en plus abondante.

T. : m., 40,1 ; s., 39,5.

Potion au chlorure de calcium. Ergotine, 1 gr. en potion.

Collargol, 4 pilules de un centigramme.

6. La température s'abaisse. Le malade délire. Les hémorragies nasales et utérines persistent.

P. 140. T. : m., 38,8; s , 38,8.

Injection de 250 cc. de sérum gélatiné.

7. Même état et même traitement. T. : m., 38,6; s., 38,2.

La mort survient dans la journée du 8. T. : 37,7.

OBSERVATION XXIV

(Due à l'obligeance de notre camarade DE RAYMOND.)

Adrienne V..., 5 ans, vaccinée il y a trois jours, était en traitement à l'Hôtel-Dieu pour adénopathie trachéo-bronchique de nature tuberculeuse

L'éruption apparaît très discrète le 22 novembre et l'évolution se fait normalement.

Le 6 décembre, la dessiccation commence à se faire. A ce moment, survient une poussée de broncho-pneumonie.

On suspend le collargol et on traite la broncho-pneumonie.

Le vaccin a évolué en même temps que la variole et l'enfant présente, au niveau des points d'inoculation, trois grosses vésicules qui ont occasionné un peu d'œdème du bras.

16. On constate, à la région inguinale, de nombreux ganglions, et notons que la région postéro-externe de la cuisse est le siège d'une inflammation.

Elle augmente de volume, devient rouge; on provoque de la douleur à la palpation; les mouvements de l'articulation de la hanche sont supprimés. Il n'y a pas de fluctuation, mais un empâtement très net.

Le membre inférieur s'œdématie. Une collection purulente se fait au niveau du mollet droit. Après incision, il s'en écoule un pus assez abondant, mal lié, verdâtre, un peu fétide.

Pansements humides au permanganate de potasse.

L'enfant meurt le 25, par infection septicémique, les lésions de la variole allant bien.

Observation XXV

(Due à l'obligeance de notre camarade de Raymond.)

Louise D.., domestique, 25 ans, vaccinée à l'âge de 3 ans; n'a d'autre antécédent qu'une typhoïde à l'âge de 4 ans.

Il y a quatre jours, la malade a éprouvé des nausées, suivies de vomissements glaireux; le lendemain, elle ressentit une lassitude extrême, de la céphalée, des douleurs lombaires et elle entre à l'Hôpital.

Nous constatons une éruption de petits boutons, gros comme une tête d'épingle, donnant au toucher la sensation de velours et bordés d'une zone rouge sombre. Ils sont très confluents, sur le visage et les membres, formant, à 2 centimètres environ du bord inférieur de la rotule, un collier qui correspond à la trace faite par la striction des jarretières. En cet endroit, la confluence est telle qu'on ne peut trouver de la peau saine.

La malade est dans un état de stupeur très marquée.

T. : s. 40,5.

Collargol en friction, 3 gr.; potion tonique au quinquina; purgation.

Le 4 décembre. La température oscille entre 39 et 38,2. Elle atteint aujourd'hui 41,1.

L'éruption est complètement terminée et les pustules du front commencent à se remplir d'un liquide sale, indice de la suppuration prochaine.

Sur le thorax et les membres inférieurs, quelques vésicules sont noirâtres, et d'autres, nombreuses, présentent une teinte hémorragique.

La malade se sent cependant assez bien.

Potion au chlorure de calcium.

5. La température tombe brusquement à 38,5 et s'y maintient; le soir, 38,2

6. Un œdème considérable a envahi le cou et la figure. La tête de la malade est tuméfiée à tel point qu'elle est méconnaissable.

Les pustules sont très confluentes, et leur coloration grisâtre donne l'aspect d'une couche de parchemin. Il se dégage une odeur désagréable.

T. : m., 38,9; s., 39,8. 5 pilules de collargol de 1 centigramme.

7. Les paupières très tuméfiées, ne permettent pas à la malade d'ouvrir les yeux. De grosses vésicules en bordent la périphérie.

A l'auscultation du cœur, on entend un bruit de souffle intense au premier temps à la pointe, à timbre musical, se propageant dans l'aisselle.

Caféine en potion 1 gr. 50.

T. : m., 40,2; s., 39,9.

10. Les pustules de la figure se sont crevées et il s'en écoule un liquide jaunâtre, d'odeur infecte, laissant sur le linge une tache jaune verdâtre.

De légères hémorragies cutanées se produisent au niveau des pustules rompues. Le soir, épistaxis abondante.

T. : m., 37,3; s, 37,4.

12. La malade est sous le coup d'une dyspnée atroce. Les bruits du cœur sont assourdis, couverts par le bruit en jet de vapeur.

Hémorragies gingivo-buccales. L'épistaxis persiste toujours et les règles sont apparues en avance.

La malade délire. Le pouls, petit, bat à 120 avec quelques irrégularités.

T. : m., 37,4; s., 37,2.

Sérum artificiel en lavement, 250 gr. Ballon d'oxygène.

Injection intra-veineuse 0,10 cc. d'une solution de collargol au centième.

13. T. : m. 37.6; s. 37.6. L'état est le même : l'hémorragie utérine devient abondante. Deuxième injection de collargol.

Pouls, 120.

14. La malade se maintient. La suppuration est à peu près terminée. Sur la figure, de larges croûtes de plusieurs centimètres de largeur se détachent laissant au-dessous d'elles un tissu rouge, saignant, alvéolé.

T. : m. 37.5; s. 37.9.

15. L'œdème a à peu près disparu. Le pouls a 90, mieux frappé; est encore arythmique.

L'épistaxis et la métrorrhagie ont cessé. La muqueuse buccale saigne un petit peu.

On supprime les injections intra-veineuses et on reprend les frictions que l'on avait suspendues.

T. : m. 37.9 ; s. 38.1.

17. La dessiccation se poursuit et l'odeur nauséabonde diminue un peu.

19. L'œdème des paupières a totalement disparu : On pratique des lavages des yeux. L'œil gauche est tuméfié Le sillon conjonctivo-palpébral est rempli d'un pus collant. On aperçoit deux pustules conjonctivales qui suppurent. La cornée est épaissie, blanchâtre, ulcérée. Lavage à l'eau boriquée et pommade à l'iodoforme.

20 et 21. Céphalée très douloureuse. Un liquide purulent s'écoule par l'angle interne de l'œil gauche. Lavages et pommade au collargol

25. La température tombe brusquement. Sensation de bien être. Les bruits du cœur sont plus nets. Le pouls, régulier, bat à 84. L'appétit revient.

28. L'œil gauche n'est plus tuméfié. La malade peut ouvrir les paupières, mais la cornée n'est plus transparente. Ulcérée sur les bords, elle est très épaissie et blanche au centre.

La vue est abolie pour cet œil.

La malade sort le quarante-cinquième jour de sa maladie. Elle présente des cicatrices aux points qui ont été grattés ou qui ont saigné

Le reste ressemble à des éphélides

L'œil gauche est à peu près perdu. La malade voit comme une ombre une personne placée devant elle.

Le premier bruit du cœur est toujours soufflé.

CHAPITRE III

Nous allons maintenant examiner l'action exercée par le collargol sur les différents cas exposés dans les observations précédentes.

Il nous paraît que la meilleure manière, lorsque l'on veut se rendre compte de l'action exercée par un médicament sur une maladie déterminée, est de prendre un cas schématique de cette maladie et de mettre en parallèle les cas traités par le nouveau médicament.

C'est ce que nous allons faire.

La période d'incubation d'une variole dure généralement huit à onze jours.

La période d'invasion, avec ses frissons, ses sueurs, ses nausées, ses vomissements, la constipation chez l'adulte, la diarrhée ou les convulsions chez l'enfant, la rachialgie avec ou sans paraplégie, « dure trois jours pleins, rarement trois et demi dans les cas de variole discrète », deux jours dans les varioles confluentes.

L'éruption se montre d'abord au visage et au cou, puis gagne les membres et le tronc en entier, mais, ainsi que le dit Trousseau, et comme nous l'avons toujours remarqué : « cette prétendue succession des pustules n'est pas aussi régulière que l'ont écrit les auteurs. Si elle paraît commencer sur le visage, c'est que là on l'aperçoit mieux ; mais, quand j'ai eu le soin de découvrir les malades, j'ai constaté rarement l'existence de boutons sur le visage sans en trouver de tout aussi avancés sur le tronc et les membres ». (TROUSSEAU. *Cliniques médicales de l'Hôtel-Dieu.* 2e édition. Tome I, page 6.)

Ces macules, ou mieux papules, « rouges, légèrement acuminées, faisant à peine saillie sur la peau. . sont disséminées sur le visage, le cou, la partie supérieure de la poitrine. Le lendemain, la saillie est plus prononcée, et, dès le sixième jour de la maladie, troisième de l'éruption, ces vésico-papules commencent à contenir un liquide lactescent : le lendemain, elles grandissent notablement, leur saillie est considérable et le liquide qu'elles contiennent devient un peu plus opaque. » (TROUSSEAU. *Loc. cit.*)

La période de suppuration va commencer le huitième jour.

La fièvre, qui était élevée pendant les trois premiers jours, cesse pendant l'éruption, trois jours en moyenne, puis reprend pendant la suppuration.

Une constatation s'impose après la lecture des observations qui précèdent. C'est l'analogie complète qui existe entre nos observations et l'observation type pour les deux périodes d'invasion et d'éruption.

Dans l'observation IV, en effet, l'invasion commence le 22 mars, dure trois jours et l'éruption apparaît le 25.

Le 27, les papules, douces au toucher, sont remplies d'un liquide lactescent. Avec cela, ainsi que c'est la règle, la malade est, ce jour-là, en apyrexie.

Le 30, c'est-à-dire huit jours après le début, elle a de la dysphagie, des sensations de peaux dans la gorge. Les pustules sont purulentes, très prurigineuses et on note une légère conjonctivite.

Il en est encore de même dans l'observation XII.

Subitement, le 9 mai, la malade est prise de céphalée, de

rachialgie, de vomissements, accompagnés d'une constipation opiniâtre.

Ces phénomènes persistent avec plus ou moins d'intensité jusqu'au 12, où l'éruption se montre et l'évolution suit son cours prévu.

Nous en dirons autant de la température qui, dans les deux cas, nous donna un tracé absolument schématique de la maladie pendant ces deux périodes.

Ces observations nous offrent un réel intérêt, parce que ce sont les seules pendant lesquelles nous avons pu voir la variole évoluer sous nos yeux du commencement à la fin.

Nous signalerons, avant de conclure, un mode d'invasion qui se trouve décrit à l'observation XIV, que Trousseau avait rapporté et que Sydenham avait ainsi décrit : « *Doloris sensus in partibus quæ scrobiculo cordis subjacent si manu prementur.* » (TROUSSEAU, *Loc. cit.*)

En résumé, nous avons eu à soigner deux catégories de malades bien tranchées.

Les uns, chez lesquels nous avons pu suivre toute la marche de la maladie, assister à l'invasion et voir débuter l'éruption, sont le plus petit nombre. Nous n'en comptons que deux sur les 239 cas observés.

Les autres, et c'est la majeure partie de la clientèle d'hôpital, pour toutes les maladies, ne nous sont arrivés qu'au lendemain de leur éruption, quelquefois même bien plus tard encore.

On aurait pu croire que les malades de la seconde catégorie avaient été soumis trop tard à l'action du collargol. Il n'en est rien, car, pour les deux varioles que nous avons suivies dès le début, et auxquelles nous avions administré d'emblée le collargol, nous n'avons observé aucune perturbation dans la marche de ces deux périodes.

Il faut donc conclure que le collargol n'a été d'aucun effet dans ces deux périodes.

CHAPITRE IV

Nous venons de montrer que l'analogie était parfaite entre une variole type et nos varioles traitées par le collargol pendant les périodes d'invasion et d'éruption.

Il n'en est plus de même dès que l'on arrive aux périodes de suppuration et de dessiccation Ici, les différences s'accentuent et sont surtout marquées au triple point de vue de la marche des pustules, de la dessiccation et enfin de la fièvre.

Au huitième jour, les papules étaient veloutées, douces au toucher ; elles deviennent rudes et laissent exsuder un liquide semblable à du miel. Cette exsudation n'a lieu qu'à la face, où les pustules se dessèchent immédiatement, et leur dessiccation est complète le onzième jour.

Les pustules du tronc et des extrémités sont ombiliquées. Vers le onzième jour, les pustules sont remplies d'un liquide purulent « A partir de ce moment, à la partie supérieure des membres, et surtout aux genoux et aux coudes, on en voit quelques-unes, les plus petites, se dessécher, sans rien laisser exsuder à leur surface, comme cela s'observait au visage. Du quatorzième au dix-septième jour, la dessiccation est en général achevée. » (TROUSSEAU. Loc. cit.) Aux mains survient un gonflement douloureux qui disparaît, laissant des pustules ayant un aspect de « belles gouttes de cire vierge », parfaitement arrondies, sans ombilication.

Ce sont des phlyctènes un peu épaisses, remplies de pus.

« Sur le tronc et les membres, en général, les pustules ne se sèchent pas, elles se rompent. »

Avec la période de maturation est reparue la fièvre, et avec elle le cortège des symptômes de la période d'invasion.

C'est enfin la période de cicatrisation.

Au visage, les croûtes tombent, laissant une saillie d'un rouge violacé. Sur cette saillie paraissent successivement des lamelles épidermiques qui se succèdent pendant environ trente jours. Après quatre à six mois, la coloration rouge de la peau disparaît et laisse une cicatrice blanchâtre, légère·ment gaufrée.

Nous avons insisté à dessein sur ce tableau, tracé par Trousseau pour nous guider avec plus de facilité dans nos diverses interprétations.

Reprenons notre Observation IV.

Les papules sont purulentes, la malade a de la dysphagie.

Sur la face, les pustules, aplaties, larges, très prurigineuses, sont rugueuses au toucher.

Sur le tronc et la face interne des cuisses, elles sont très grosses, ombiliquées, et, au moment où théoriquement elles devraient se rompre, elles s'affaissent, puis se résorbent plus ou moins lentement.

Le même phénomène se reproduit pour toutes les varioles traitées par le collargol, ainsi que le montrent nos obser-vations, et cela d'après le processus suivant :

Les pustules qui se sont développées suivant les lois ordi-naires restent gonflées, hémisphériques, très souvent non ombiliquées.

Leur contenu se trouble peu. La teinte générale, quoique blanche, paraît liée plutôt à un épaississement trouble de l'épiderme, qu'à la présence d'une certaine quantité de pus collecté.

Le liquide qu'elles contiennent n'est pas épais et melli-

5

forme ou franchement purulent, comme cela se produit d'or-
dinaire, mais se rapproche beaucoup de la sérosité d'un
vésicatoire. Un pareil aspect se présente dans certaines de
nos observations, mais dans beaucoup d'autres et particulièrement dans les formes sévères de la maladie, les pustules sont remplies d'un liquide franchement purulent.

Dans l'observation XXII, on note que le liquide contenu
dans les vésicules n'est pas purulent, mais se divise en deux
couches superposées: l'une claire, transparente, surmontée
d'une autre couche plus épaisse, ressemblant à du collodion,
couche qui occupe la partie ombiliquée de la vésicule
Celle-ci s'est élargie, ses bords sont étalés et sa hauteur a
diminué.

La régression du liquide, qui semble, au début, assez longue à se produire, s'effectue ensuite avec une grande rapi-
dité, suivant deux modes différents.

Dans certains cas, et sans qu'il ait paru possible de saisir
la cause de ces différences, la pustule s'affaisse simplement,
en conservant jusqu'au bout l'apparence de gouttes de cire
vierge qu'indiquait Trousseau.

C'est de cette façon, on l'a vu, que disparaissent presque
toutes les pustules du corps. Elles sont plus larges que partout ailleurs, deviennent purulentes, provoquent un prurit
intense, grossissent encore, s'ombiliquent franchement,
prennent une teinte brunâtre et s'affaissent sans se rompre.

Dans d'autres cas, principalement aux mains et à la face,
et probablement sous l'influence de l'air plus sec, il se pro
duit une véritable kératinisation de la pustule variolique.
Cette pustule semi-lucide, à bords nettement arrondis généralement, mais pas dans la majorité des cas, sans ombilication,
s'affaisse, laissant à sa place, soit une tache rouge, entourée
à sa base d'une collerette épidermique, comme celle que
Biet a décrite dans les syphilides secondaires, soit, au con-

traire, les saillies papuleuses qui caractérisent la variole verruqueuse de Curschmann.

C'est ce second mode de résorption de la pustule que nous avons observé dans la grande majorité de nos varioles, ou moins pour ce qui regardait les pustules des parties découvertes du corps : figure, mains et avant-bras, thorax parfois.

Nous voici donc en présence de différences assez intéressantes entre les varioles traitées par le collargol et celle que nous avons choisie comme type.

Trousseau disait qu'à partir du douzième ou quatorzième jour, les pustules se rompaient sur le tronc et les membres.

Rien de pareil, on l'a vu, ne se passe pour nos varioles. La vésico-pustule s'affaisse, se résorbe sur place, mais ne se rompt pas.

Il se passe, pour tout le corps, ce qui se passait aux genoux et aux coudes, mais seulement pour les pustules petites et localisées à ces régions, à savoir : « Qu'elles se desséchaient sans rien laisser exsuder à leur surface. » (TROUSSEAU, *Loc. cit.*)

Il faut bien d'ailleurs admettre une action du collargol sur l'évolution des pustules, et cette action nous paraît démontrée par les faits cliniques eux-mêmes.

Sous l'influence du prurit intense causé par certaines pustules, les malades se sont grattés et ont rompu leur vésico-pustule.

Dans ces cas, la pustule évolue naturellement et nous la retrouvons à la période de dessiccation.

Après avoir montré les différences qui existaient entre une variole type et nos varioles au point de vue de la marche des pustules, voyons ce qui se passe pour la température.

Ainsi que nous l'avons démontré dans un chapitre précédent, le collargol est sans action sur la période d'éruption.

Ce n'est donc pas pendant cette période que nous irons demander aux courbes l'action du médicament.

La période de suppuration a fait suite à celle d'éruption ; les symptômes généraux du début reparaissent plus ou moins atténués et la fièvre les accompagne. Celle-ci, qui est due au pus, persistera plus ou moins longtemps, jusqu'au jour où la dernière pustule aura disparu.

Il n'en est pas de même dans nos observations.

Nous examinerons plusieurs courbes de varioleux qui n'avaient jamais été vaccinés, mais qui n'ont fait aucune complication purulente.

C'est d'abord le tracé de Marie-Louise P..., âgée de 2 ans, qui fait l'objet de l'observation VIII, dont la mère fait une variole sévère avec menaces de myocardite et qui n'a pas été vaccinée.

La température, le jour de l'invasion, s'élève à 40,6, et le lendemain matin, jour de l'éruption, elle descend à 37,3 pour ne plus remonter au-dessus de 37,5, sauf le 3 juin, où elle a 38,8, puis retombe à la normale.

Il est certain que la variole dont il s'agit ici a été bénigne, et faut-il seulement admettre une heureuse coïncidence pour ce cas ? Tout, en effet, laissait prévoir une variole grave, la contagion maternelle, l'âge de la malade, et surtout l'absence de vaccination.

Nous savons que les varioles des enfants sont graves.

Vilcocq et Kartn, dans le *Dictionnaire des Sciences Médicales de Derhambre*, 5ᵐᵉ série, tome II, à l'article variole, disent que leur gravité est encore plus grande chez les enfants au-dessous de 10 ans, non vaccinés (58 pour 100 en 1870, suivant Curschmann). Neuretter, d'après d'Espine et Picot : *Traité pratique des maladies de l'enfance*, 1899, p. 110, rapporte que : « sur 601 malades traités pour la variole à l'hôpital des Enfants de Prague en 3 années (1871-1873), 209, soit 47 pour 100, moururent. La mortalité fut de 58,4 pour 100 pour les non-vaccinés, de 18,6 pour 100 pour les vaccinés.

La mère occupe l'observation VII. Elle a 40,8 le 23 mai, 38,1 le 25 au matin et le soir 37,4.

Le tracé remonte alors progressivement et atteint, le 31, 40,6, où il se maintient encore le lendemain avec de grandes oscillations, 38,1 le 31 au soir, 40,7 le 1ᵉʳ juin et le soir 38,2. Or, cette ascension thermique coïncide avec le moment où s'établit une purulence très nette et où surtout le cœur présente un souffle systolique à la pointe, accompagné d'oppression, de vomissements et d'irrégularité du pouls.

Mais, dès que tout danger est passé de ce côté, la température redescend, et, le 8 juin, elle est au-dessous de la normale.

En dehors de ces deux cas, la lecture de nos observations montre que la fièvre fut très atténuée pendant la période de suppuration. Elle fut nulle dans certains cas ; dans d'autres elle fut seulement modérée, mais n'oscilla que très rarement entre 39° et 39,5, ainsi que l'indiquent les auteurs.

Nous arrivons enfin au troisième point que nous avions indiqué ; l'effet du collargol sur la cicatrisation.

Les auteurs classiques disent que les croûtes, en tombant, laissent une légère saillie qui s'exfolie pendant plus ou moins longtemps ; puis donne naissance à une cicatrice blanchâtre, gaufrée.

Dans nos observations, la pustule qui s'affaisse fait place, dans la majorité des cas, à une papule rosée qui s'exfolie, et cette exfoliation dure longtemps, malgré des bains répétés.

La papule s'affaisse, elle est remplacée par une macule, que la pression fait disparaître momentanément et que l'on ne trouvera plus sur la peau après un temps plus ou moins long.

Cela se passe ainsi pour l'observation III, où les papules forment des macules réunies entre elles pour former de petits placards d'une coloration rosée, qui ne font aucun relief et disparaissent à la pression.

Il en est de même pour la généralité des observations.

Dans l'observation XXV, nous sommes en présence d'une variole qui a eu une forme sévère par ses menaces d'hémorragie.

Or, à la fin de cette maladie mouvementée, la malade ne présente de cicatrices qu'aux points qui ont saigné. Le reste ressemble à des éphélides plus ou moins pigmentées.

A propos des cicatrices indélébiles que toute variole, à moins qu'il ne se soit agi d'une forme extrêmement bénigne, laisse à tous ceux qu'elle a atteints, nous avons deux cas remplis d'intérêt.

Il s'agit de deux malades qu'il nous a été donné de revoir à des intervalles plus ou moins éloignés de leur variole.

L'une, celle qui fait le sujet de l'observation V, se présente à nous trois mois après. Elle ne portait aucune trace de variole. Il est vrai d'ajouter que la maladie chez elle avait été assez bénigne.

L'autre est l'observation XVIII. Nous avons revu cette personne au commencement du mois d'avril, c'est-à-dire six mois après une variole qui aurait dû laisser des traces.

Elle nous a dit que les taches qu'elle avait sur le corps en sortant de l'Hôpital avaient pâli peu à peu et complètement disparu en certains endroits. En d'autres, au contraire, et principalement aux bras, on remarquait encore aujourd'hui, non une cicatrice gaufrée, mais une simple inégalité de coloration de la peau que l'eau fraîche faisait mieux apparaître.

Nous n'avons pu constater ses affirmations que sur sa figure, qui présente, au niveau de la racine du nez et sur la joue gauche, une éphélide jaune très pâle, qui aurait une grande dimension.

Il est souvent fait mention, dans le cours de nos obser-vations, d'un détail qui a une importance toute particulière.

Nous voulons parler de l'odeur de nos varioles.

Tous les auteurs classiques et les médecins qui ont eu à soigner des épidémies de variole s'en sont toujours plaints.

« Si on soulève les draps, dit Trousseau, on est pénible-ment affecté par l'odeur repoussante qui s'en échappe, odeur provenant de la putréfaction du pus qui s'est échappé des pustules ». *(Cliniques médicales.)*

On remarquera que nous avons signalé rarement que l'odeur nous ait incommodé ; si les malades en ont présenté, elle a disparu au bout de quelques jours.

Il nous paraît que c'est au collargol que doit revenir cette action, puisque nos malades n'ont pas eu d'autre traitement et ne prirent de bains que pendant la convalescence.

Ainsi donc, le collargol paraît présenter une action réelle et efficace sur les périodes de suppuration et de dessiccation.

Les vésico-pustules du corps et de la figure s'affaissent sans se rompre et se résorbent sur place

La fièvre de suppuration est légère.

L'appétit est conservé durant cette période et l'état général excellent. Enfin, dans certains cas, les pustules résorbées s'effacent sans laisser de traces.

Nous n'entendons pas, pour ce dernier point surtout, émettre la prétention d'obtenir par le collargol ce qu'aucun médicament ne peut donner : empêcher la cicatrice indélé-bile, stigmate de la terrible maladie.

Nous constatons simplement que presque toutes nos varioles, à leur sortie, présentaient seulement de l'inégalité de colora-tion de la peau, là où avaient été les pustules. Nous les avons complètement perdues de vue et ne pouvons savoir si cet état s'est maintenu. Pour les deux que nous avons revues, elles n'ont absolument rien, sauf une pigmentation de l'épiderme plus accusée à l'endroit où étaient les pustules et qui disparaîtra probablement avec le temps.

CHAPITRE V

Il nous reste maintenant à dire un mot sur les complications que nous avons observées et le rôle que le collargol a paru jouer vis-à-vis d'elles.

Ce rôle a été absolument nul dans tous les cas où une broncho-pneumonie est venue compliquer la variole.

Dans l'observation I, la malade est sortie de son coma, la desquamation a commencé ; l'état général est bon, l'appétit est revenu, quand soudain, elle est oppressée, très abattue et retombe dans la stupeur.

On ausculte et l'on perçoit un foyer de broncho-pneumonie qui l'emporte.

Il en est de même dans la II⁰ observation, où le petit malade, atteint d'une variole très confluente, meurt de broncho-pneumonie.

Nous savons d'ailleurs que la broncho-pneumonie variolique est extrêmement grave et fréquente.

Joffroy et Breynaert, sur 70 autopsies d'adultes, ont rencontré la broncho-pneumonie dans la moitié des cas. Elle est insidieuse, comme nous l'avons observé, et peut emporter le malade en deux ou trois jours. (in DECHAMBRE, pages 523 et suivantes.)

L'appareil circulatoire a été atteint dans presque tous les cas.

Il est bien certain que la plupart des souffles entendus dans le cours de la maladie n'avaient pas une origine endo-

carditique et que beaucoup n'étaient que des bruits cardio-
pulmonaires.

La seule raison, c'est leur rapide disparition à la guérison,
bien que Auché, dans Brouardel et Gilbert, dise que les lésions
cardiaques rétrocèdent après la guérison.

Les atteintes ont été assez fréquentes du côté de la conjonctive.

Ces atteintes, dit Auché, dans Brouardel et Gilbert, *Traité
de médecine et de thérapeutique*, sont, les plus fréquentes et
les plus graves.

« Les pustules peuvent occuper la face cutanée, la face
muqueuse ou le bord libre des paupières et déterminer
tantôt des abcès, tantôt une conjonctivite intense, suivie
plus tard d'adhérences des paupières au globe et d'entropion. »

Les vésicules peuvent occuper la conjonctive bulbaire,
mais jamais elles ne siègent sur la cornée.

HAAB, dans son *Atlas manuel des maladies externes de
l'œil*, 1900, page 152, pense différemment au sujet de l'immunité de la cornée. « La variole, dit-il, est surtout dange-
reuse à cause des pustules qui entourent le bord inférieur
de la cornée et provoquent facilement une kératite, parce
qu'à leur suite, comme à la suite des pustules conjonctivales,
il peut survenir des lésions cornéennes graves, soit sous
forme d'abcès marginaux, soit sous forme d'infiltrations
purulentes profondes pouvant entraîner la perforation, le
staphylome, l'irido-choroïdite suppurée et la panophtalmie ;
les accidents que l'on observe lorsque la conjonctivite ini-
tiale a déjà disparu sont la cause de la cécité, si fréquente
à la suite de la variole. »

Dans beaucoup de nos observations nous avons relevé des
pustules siégeant soit sur la face cutanée des paupières, soit
sur la cornée, ainsi qu'en témoigne l'observation XXV, dans
laquelle la cornée est épaissie, blanchâtre, ulcérée sur ses
bords et dont la vue est abolie de ce côté.

Nous avons employé ici la pommade au collargol en application locale. Nous en avons obtenu des résultats, puisque
les pustules s'affaissaient sans suppurer ; mais nous avons
commis la faute de lui associer, dans certains cas, des pommades renfermant d'autres substances.

Dans un article de TROUSSEAU, paru dans le *Journal des
Praticiens*, 1903, p. 106, cet opthalmologiste dit avoir employé avec succès le collargol en friction dans plusieurs affec-
tions oculaires, telles que : panophtalmie et iritis.

Nous avons encore observé, à la suite d'une variole en apparence assez régulière, une orchite suppurée.

Pour CHARL, Brouardel et Gilbert, t. 1, p. 170, l'orchite
parenchymateuse se rencontrerait environ dans les trois
quarts des varioles mortelles. Pour cet auteur encore, les
lésions seraient susceptibles d'une régression complète.
Elles ne laisseraient aucune trace anatomique ou fonction-
nelle.

Dans le cas que nous avons observé, il nous a paru que la
perte du testicule gauche devait être considérée comme
définitive.

Nous avons encore noté un vaste abcès siégeant à la face
postéro-externe de la cuisse avec atteinte probable de l'articulation coxo-fémorale et fusées purulentes dans le mollet.

« Les artropathies coïncident fréquemment avec les abcès
sous-cutanés ou des lésions suppuratives d'autres organes.
Elles sont toujours très graves, quelquefois mortelles si l'incision et le lavage de l'articulation ne se fait pas en temps
opportun. » ACHNÉ *in* Brouardel, p. 174.

Nous devons noter également qu'il y eut chez presque
tous nos convalescents des poussées furonculeuses. Ces furoncles indolores n'incommodaient pas les malades, mais cau-
saient souvent une élévation passagère de la température.

Dans son service des contagieux à Montpellier, M. le professeur Carrière a employé le collargol en frictions dans plusieurs cas de variole. Les résultats ont été encourageants, mais il a noté, ainsi que nous l'avons fait, la fréquence des furoncles chez les varioleux, traités par cette méthode.

Nous ferons une remarque. Le collargol n'a paru agir que sur les complications de l'appareil circulatoire et des paupières.

Il n'a pas eu d'action dans les autres.

Nous pouvons donner deux raisons pour expliquer cet insuccès

Les complications dont il s'agit sont survenues pendant la période de la desquamation. Nous étions arrivés au moment où les pustules, affaissées, se résorbaient et où, d'après la méthode d'administrer le collargol que nous exposerons plus loin, nous avions supprimé ce médicament, ne laissant au malade qu'une potion tonique.

La seconde raison est qu'il s'agissait le plus souvent de complications purulentes, où le bistouri seul pouvait agir et contre lesquelles des pommades ou des pilules eussent été au moins vaines, sinon ridicules.

On remarquera, en outre, que la première partie de nos observations ne contient que rarement la mention d'une complication, tandis que nous trouvons celles-ci surtout dans la deuxième partie. Les dernières observations datent des mois d'octobre ou novembre. Il nous semble que l'on pourrait incriminer le milieu, qui, aseptique au début de l'épidémie, ne l'était plus à la fin ayant contenu des varioleux d'une façon permanente.

Il en est de même pour l'épidémie de furonculose qui sévissait sur la plupart de nos malades arrivés au stade de desquamation

Le nombre des baignoires était très restreint, et malgré tout le soin que l'on mettait à les nettoyer après chaque

bain, il faut admettre que c'était là le foyer de la contagion.

A côté de ces explications, on peut dire, avec Sydenham
et Ernest Besnier, que c'est pendant l'hiver que la variole
atteint son maximum (*Dictionnaire Dechambre*, page 483),
ou encore, et ce serait peut-être la meilleure, reconnaître que la variole était à son apogée, puisqu'elle diminua
après le mois de janvier, et refaire la remarque, autrefois
établie par Borsieri, que les épidémies sont plus bénignes à
leur début et à leur déclin.

Nous terminerons ce chapitre des complications par l'ex-
posé d'un cas de variole hémorragique secondaire que nous
avons traitée par le collargol en injection intra-veineuse.

Chez cette malade (Obs. XXV), on voit les vésicules du
thorax et des membres inférieurs se remplir d'un liquide
noirâtre. Cet état reste stationnaire pendant six jours, malgré l'administration de 5 centigrammes de collargol en pilules. A ce moment, surviennent des épistaxis, des métror-
rhagies, des hémorragies gingivo-buccales.

La malade délire, est oppressée.

Son pouls, irrégulier, bat à 120, tandis que la température
est à 37,4. On donne un lavement de sérum artificiel et on
fait une injection intra-veineuse de collargol de dix centimètres cubes, que l'on renouvelle deux jours de suite, et la
malade guérit.

Peut-être est-ce, dans les cas graves, la meilleure manière d'administrer le collargol qui agit ainsi plus sûrement
et plus vite. Nous regrettons qu'on ne l'ait pas employé dans
tous les cas qui ont présenté une certaine gravité.

CHAPITRE VI

Nous exposerons brièvement dans ce chapitre les différentes formes pharmaceutiques, les doses, et notre façon d'administrer le collargol

Nous avons employé trois formes pharmaceutiques : la pommade, les pilules et la solution pour injections intra-veineuses.

La pommade employée est celle de la formule de Crédé.

Après avoir savonné la peau, l'avoir décapée à l'alcool et à l'éther, nous faisions pratiquer une friction de vingt minutes, soit sur la partie recouverte de pustules, mais nous y avons renoncé, soit aux plis de l'aine ou aux plis du coude.

Les pilules dont nous nous sommes servi étaient d'un centigramme.

La solution pour injection intra-veineuse était au centième.

Le manuel opératoire est connu.

On choisit une veine du bras ou de la jambe, on place le bandage de la saignée; puis, après asepsie de la région, on pique la veine avec l'aiguille, que l'on dirige presque parallèlement au vaisseau.

Si la veine est atteinte, quelques gouttes de sang noir s'écoulent par l'aiguille. Il ne reste plus qu'à l'adapter au tube de la seringue de Roux, dont on a préalablement chassé l'air.

On pousse lentement, en s'arrêtant de temps en temps.

Comme doses, nous n'avons jamais dépassé 4 grammes de pommade en friction chez l'adulte ; de même, nous nous sommes borné à cinq centigrammes en pilule. Enfin, nous avons fait des injections de dix centimètres cubes de la solution au centième.

Au début de l'épidémie, nous avons appliqué le collargol en frictions sur les pustules.

Actuellement, nous conseillerions, devant une variole, de faire des frictions avec la pommade, dès que paraît l'éruption. Lorsque le mouvement de régression du pus ne se fait pas assez rapidement, de le donner à l'intérieur jusqu'au moment où la dessiccation commence à la figure.

Nous réserverions les injections intra-veineuses pour les cas sévères, persuadé que le collargol peut rendre de grands services sous cette forme.

CHAPITRE VII

Nous comparerons maintenant les différentes méthodes employées aujourd'hui dans le traitement de la variole et leurs résultats avec ceux que nous a donnés le collargol.

La méthode éthéro-opiacée, due à M. Du Castel, vient en tête des traitements les plus employés.

« Ce traitement consiste dans l'emploi simultané de l'éther et de l'opium à haute dose, deux injections sous-cutanées d'éther, (une pleine seringue de Pravaz chaque fois) sont faites par jour, une le matin, une autre le soir.

» Les malades prennent dans le courant de la journée, par doses fractionnées, une quantité d'extrait thébaïque qui est habituellement de vingt centigrammes pour les hommes et de quinze centigrammes pour les femmes.

» On peut encore administrer simultanément l'éther et l'opium. » (Gaston Lyon. *Clinique thérapeutique*, 4ᵐᵉ édition, pag. 1030.)

Ce traitement fait avorter un grand nombre de pustules, et après trois ou quatre jours de traitement, les vésicules de la face et du tronc s'affaissent et se sèchent sans avoir suppuré.

Finsen, avec sa lumière rouge, a repris une méthode déjà connue des Chinois depuis des siècles, « puisque dès que l'éruption commence à paraître, ils recommandent de colorer les pustules en rouge au moyen d'un produit spécial. » (Yentem.) (*Journal des Praticiens*, 1903, pag. 807.)

Cependant il en diffère en ce qu'il fait placer le malade dans une chambre, où il ne devra recevoir que de la lumière rouge. Ce procédé avait déjà été employé avec succès, au Moyen Âge, sur le fils d'Edouard II, roi d'Angleterre.

Finsen, par cette méthode, empêche l'accès des rayons violets et ultra-violets, qui sont une cause d'irritation pour les téguments. L'évolution de l'éruption se fait plus rapidement, et cette méthode préviendrait la formation des cicatrices et la fréquence des accidents de la suppuration, car, en peu de jours, la vésico-pustule se dessèche.

Sur 62 cas soignés par Backmann, 7 décès seulement sont survenus. (Gaston Lyon, *loc. cit.*, pag. 1031.)

La thérapeutique est désarmée en face de la variole hémorragique primitive. On a cependant employé le chlorure de calcium en tant que coagulant du sang aux doses de 4 à 6 grammes chez un adulte.

On a également essayé les injections de sérum gélatiné à 20 pour 100 à la dose quotidienne de 20 grammes, injectés en une seule fois.

Porcheron (*Thèse de Paris*, 1899-1900) aurait obtenu par ce traitement 15 guérisons sur 30 cas de variole hémorragique (Gaston Lyon, *loc. cit.*, page 1032).

Que conclure après avoir examiné ces différentes méthodes? Chacune d'elles, si l'on s'en rapporte aux statistiques, donne des résultats satisfaisants.

La méthode de Du Castel n'a que 8 à 10 décès sur 100 varioleux. Celle de Finsen, 10 à 12. Quant au sérum gélatiné, s'il faut en croire Porcheron, il aurait donné du 50 pour 100.

Sur 239 varioles traitées par le collargol, nous avons eu 23 décès, ce qui place les résultats du collargol sur la même ligne que ceux dus à la méthode de Du Castel.

Encore, dans ces 239 cas, ne faut-il pas compter comme insuccès du collargol deux malades arrivés à l'hôpital dans une situation désespérée et que nous n'avons pas rapportés dans nos observations.

Il s'agissait d'une femme et d'un enfant que l'on nous amena en plein délire et sur lesquels toutes les pustules ouvertes offraient un terrain propice aux infections secondaires.

Il est certain qu'on ne peut accuser le collargol au sujet de ces cas, où les malades sont morts de variole, mais d'une variole qui n'avait été traitée par aucune méthode. Il nous reste donc 23 décès sur 230 cas de variole.

Les différentes statistiques que nous avons rapportées plus haut ne nous font pas connaître si leurs varioleux étaient ou non vaccinés.

Or, la vaccination joue dans le pronostic de la variole un rôle prépondérant.

TALAMON (d'après Auché, dans Brouardel et Gilbert, fixe la mortalité chez les non vaccinés à 48 pour 100, Dubois, 37 pour 100.)

Elle tombe chez les vaccinés à des chiffres très inférieurs, 10 pour 100 chez les vaccinés, 7 à 8 pour 100 chez les revaccinés.

M. Auché, loc. cit., fait remarquer ce que nous avons pu constater, que la vaccine ne possède pas d'action préservatrice à l'égard de la variole hémorragique.

Nous avons un exemple de revaccination, chez une femme enceinte qui conduit à terme sa grossesse sans aucun accident.

Elle donne naissance à un enfant exempt de toute variole, qui fut vacciné avec succès, prouvant ainsi que, si certains enfants naissent avec l'immunité variolique, cette immunité n'est pas toujours constante.

Dans le cas présent, nous étions en présence d'une femme presque à terme, et on sait que le pronostic de la variole dans ces cas est assombri « en raison de la fréquence de l'avortement et de la transformation si fréquente d'une variole en apparence bénigne, en variole hémorragique par le fait de l'avortement.»

(KART et VILCOCQ.) *In* Dechambre, pag. 543.

LOTHAR-MEYER enfin, dans le même ouvrage, dit que la grossesse est une cause fréquente de variole hémorragique et que celle-ci se produirait d'autant plus facilement que la grossesse serait plus avancée.

Dans les 25 observations que nous rapportons et qui réflètent d'une façon assez exacte l'ensemble de l'épidémie, nous notons qu'il y avait.

Non vaccinés....................	12
Vaccinés très jeunes une fois......	9
Vaccinés depuis quelques jours....	2
Revaccinés....................	1
Douteux	1

Or, nous savons que le vaccin inoculé pendant la période d'invasion n'immunise pas le sujet et que la variole évolue alors normalement. Nous pouvons donc ajouter ce chiffre au total des jamais vaccinés, qui s'élève ainsi à 14.

Il en résulte que, pendant notre épidémie, un peu plus de la moitié des malades n'avaient pas été vaccinés.

La statistique de ce fait augmente d'importance et met en relief l'action du collargol, surtout si l'on veut bien considérer que, parmi les varioleux non vaccinés, quelques-uns ont fait des formes sévères.

Le collargol a donc donné des résultats aussi encourageants que les méthodes employées jusqu'à ce jour. Ces méthodes obtenaient comme résultats : l'avortement d'un grand nombre de pustules, des vésicules remplies de sérosité qui se séchaient sur tout le corps sans se rompre, l'absence de fiè-

vre de suppuration, enfin une heureuse influence sur les cicatrices.

Tout cela est obtenu par le collargol avec bien moins de
difficultés.

Le traitement par la méthode éthéro-opiacée exige des
injections sous-cutanées d'éther, douloureuses pour les
malades, à moins qu'on ne donne l'opium et l'éther associés
dans la même potion.

La méthode de Finsen demande, pour réussir, à être rigoureusement suivie, et cela n'est pas à la portée de chacun.

Bien au contraire, le maniement et l'emploi du collargol
sont excessivement aisés, et ses résultats, on l'a vu, sont
équivalents à ceux des autres méthodes.

CONCLUSIONS

1° Lorsqu'une variole est parvenue à la période d'éruption, l'emploi du collargol fait dessécher et résorber sur place les pustules, sans qu'elles se rompent ;

2° Le collargol agit contre la fièvre de suppuration ;

3° Le collargol paraît exercer une heureuse influence sur les cicatrices ;

4° Le collargol nous semble devoir être conservé dans le traitement de la variole, tant à cause des résultats encourageants que nous en avons obtenus que de son innocuité et de la simplicité de son administration.

BIBLIOGRAPHIE

AUCHÉ. — Dans Brouardel et Gilbert. Traité de médecine et de thérapeutique. Tom. I. Article variole.

BLANC. — Contribution à l'étude du collargol ou argent colloïdal. Thèse Montpellier, avril 1903.

D'ESPINE et PICOT. — Traité pratique des maladies de l'enfance. 1899.

HAAB. — Atlas manuel des maladies externes de l'œil.

KARTH et VILCOCQ. — Dans Dictionnaire des Sciences médicales, 5e série, tom. II.

NETTER et SALOMON. — Presse médicale, 1903, n° 12.

TROUSSEAU. — Cliniques médicales, 2e édition, tom. I.

TROUSSEAU. — Journal des Praticiens, 1903.

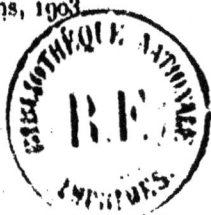

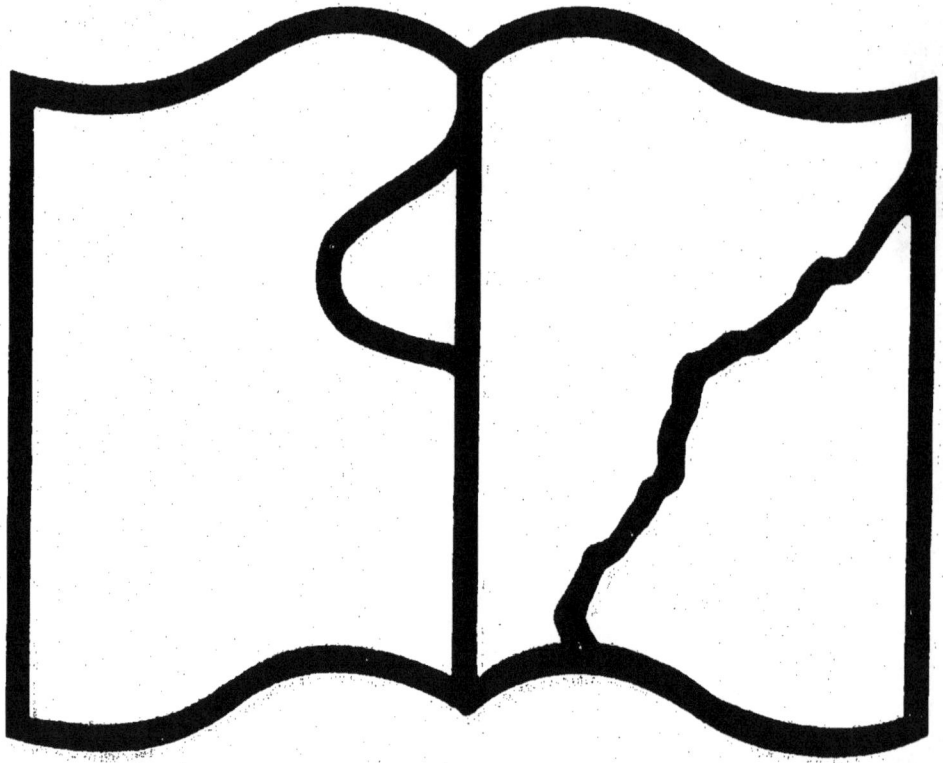

Texte détérioré — reliure défectueuse

NF Z 43-120-11

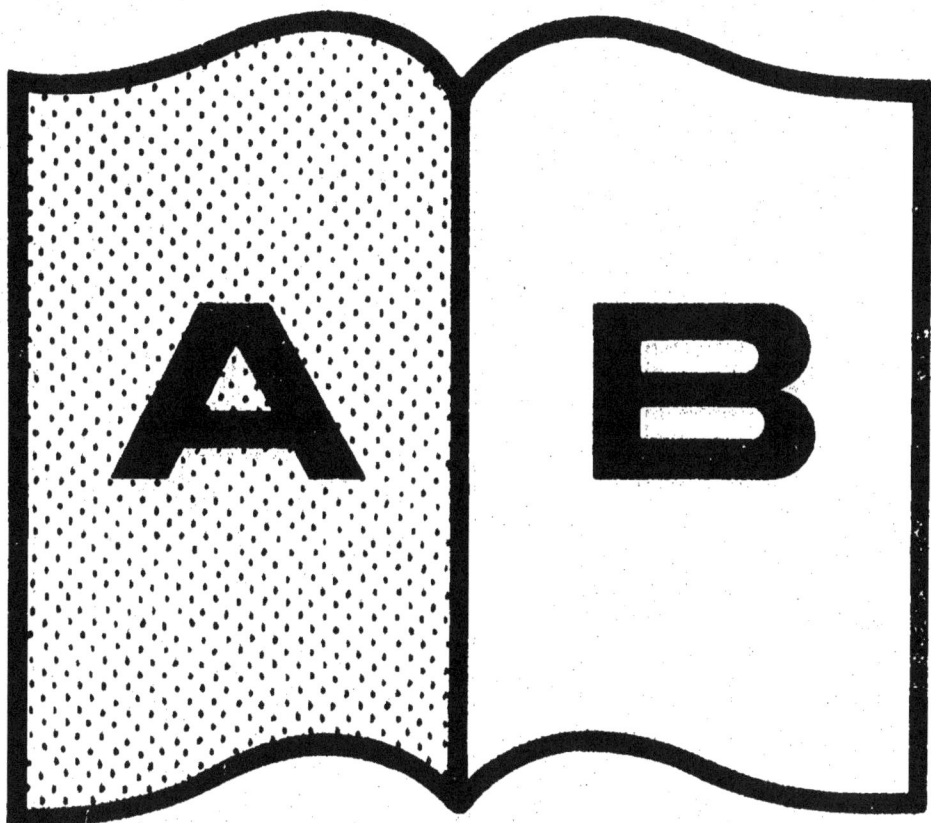

Contraste insuffisant

NF Z 43-120-14